L(i)eben mit Borderline

Udo Rauchfleisch

L(i)eben mit Borderline

Ein Ratgeber für Angehörige

Patmos Verlag

Wichtiger Hinweis:
Die in diesem Buch enthaltenen Informationen, Hinweise und Übungen wurden nach bestem Wissen des Autors erstellt und sorgfältig geprüft. Sie ersetzen jedoch nicht den persönlich eingeholten (psycho-)therapeutischen oder medizinischen Rat. Verlag und Autor können für Irrtümer oder etwaige Schäden, die aus der Anwendung der dargestellten Informationen, Hinweise oder Übungen resultieren, keine Haftung übernehmen. Deren Nutzung bzw. Durchführung erfolgt auf eigene Verantwortung der Leserinnen und Leser.

FSC www.fsc.org MIX Papier | Fördert gute Waldnutzung FSC® C083411

Die Verlagsgruppe Patmos ist sich ihrer Verantwortung gegenüber unserer Umwelt bewusst. Wir folgen dem Prinzip der Nachhaltigkeit und streben den Einklang von wirtschaftlicher Entwicklung, sozialer Sicherheit und Erhaltung unserer natürlichen Lebensgrundlagen an. Näheres zur Nachhaltigkeitsstrategie der Verlagsgruppe Patmos auf unserer Website www.verlagsgruppe-patmos.de/nachhaltig-gut-leben
Übereinstimmend mit der EU-Verordnung zur allgemeinen Produktsicherheit (GPSR) stellen wir sicher, dass unsere Produkte die Sicherheitsstandards erfüllen. Näheres dazu auf unserer Website www.verlagsgruppe-patmos.de/produktsicherheit. Bei Fragen zur Produktsicherheit wenden Sie sich bitte an produktsicherheit@verlagsgruppe-patmos.de

Bibliografische Information der Deutschen Nationalbibliothek
Die Deutsche Nationalbibliothek verzeichnet diese Publikation in der Deutschen Nationalbibliografie; detaillierte bibliografische Daten sind im Internet über http://dnb.d-nb.de abrufbar.

6. Auflage 2025

Verlagsgruppe Patmos in der Schwabenverlag AG, Senefelderstr. 12, 73760 Ostfildern
www.patmos.de

Umschlaggestaltung: Finken & Bumiller, Stuttgart
Gestaltung, Satz und Repro: Schwabenverlag AG
Umschlagabbildung: © DWerner/photocase.de
Druck: CPI books GmbH, Leck
Hergestellt in Deutschland
ISBN 978-3-8436-0636-3 (Print)
ISBN 978-3-8436-0637-0 (eBook)

Für James Preston

Inhalt

Einleitung: Warum ein Ratgeber für Angehörige, Freundinnen und Freunde von Menschen mit einer Borderlinestörung?

Wenn Sie dieses Buch in die Hand nehmen, werden Sie schon von der Borderlinestörung, genauer: Borderline-Persönlichkeitsstörung, gehört haben. Vielleicht ist bei Ihrem Sohn oder Ihrer Tochter, bei Ihrer Freundin oder Ihrem Freund oder bei einem Menschen aus Ihrem beruflichen Umfeld diese Diagnose gestellt worden. Oder Ihnen hat eine Fachperson mitgeteilt, dass Sie selbst unter einer solchen Störung leiden.

Die Reaktion auf diese Information über Sie selbst oder Ihnen nahestehende Menschen kann sehr unterschiedlich ausfallen: strikte Zurückweisung (»Ich nicht!« bzw. »Doch nicht meine Freundin!«) oder fassungsloses Entsetzen (»Das ist das Schrecklichste, was passieren konnte«), aber auch Zweifel an der Richtigkeit dieser Diagnose (»Das muss ein Irrtum sein«) oder der Wunsch, mehr darüber zu erfahren, um angemessen damit umgehen zu können.

Wie bei vielen anderen aktuellen Themen werden Sie beim Suchen im Internet auf eine Flut von Informationen treffen. Zum Stichwort »Menschen mit einer Borderlinestörung« wird sich vor Ihnen ein breites Spektrum ausbreiten, das von Horrorgeschichten à la Dr. Jekyll & Mr. Hyde über Adolf Hitler und andere grausame Diktatoren aus Vergangenheit und Gegenwart bis hin zur Nennung berühmter Persönlichkeiten aus Kunst, Wirtschaft und Politik reicht. Dabei bleiben Sie im Allgemeinen verwirrter und beunruhigter zurück, als Sie es vor Beginn der Suche waren. Allerdings haben Sie gewiss auch viele Hinweise auf die Behandlung von Menschen mit einer Borderline-Persönlichkeitsstörung gefunden und so erfahren, dass es heute durchaus psychotherapeutische Verfahren gibt, die bei Menschen mit diesen psychischen Schwierigkeiten mit Erfolg angewendet werden.

Warum bei dieser Fülle an bereits vorliegender populärer und wissenschaftlicher Literatur zum Thema Borderline noch ein weiteres Buch, werden Sie sich vielleicht fragen. Ist nicht schon alles Wichtige zu diesem Thema gesagt? Vielleicht ist Ihnen jedoch bei Ihrer Expedition in die virtuelle Welt des Internets bzw. beim Besuch der Ratgeberabteilung Ihrer Lieblingsbuchhandlung aufgefallen, dass Angehörige, Freundinnen und Freunde oder Mitarbeitende von Menschen mit einer Borderlinestörung eher selten Thema sind. Sie werden allenfalls in Autobiografien erwähnt und in Fachpublikationen hier und da genannt. Im Zentrum steht zumeist die Person, die unter einer Borderlinestörung leidet.

Sie als Mutter oder Vater, Freundin oder Freund, Kollege oder Vorgesetzte von Menschen mit Borderline finden sich in der Literatur häufig nicht gesondert berücksichtigt. Dabei sind Sie es, die intensiv mit den Kranken zusammenleben, und dies über Jahre, ja mitunter sogar über Jahrzehnte hinweg! Wie werden Sie mit den Belastungen, die Ihnen daraus erwachsen, fertig? Wie können Sie sich davor schützen, mit in den Strudel chaotischer Gefühle und destruktiver Beziehungsmuster gerissen zu werden? Was können Sie vielleicht tun, um Ihrer kranken Angehörigen oder Freundin zu helfen? Und was sollten Sie zu Ihrer beider Bestem, möglichst unterlassen?

Diesen selten behandelten Fragen möchte ich im vorliegenden Ratgeber nachgehen. Gewiss wird es auch hier um die Menschen selbst gehen, die unter einer Borderline-Persönlichkeitsstörung leiden. Der *Fokus* der Betrachtungen liegt aber, im Gegensatz zu vielen anderen Ratgebern, auf *Ihnen* als Angehörigem, Freundin bzw. Mensch aus dem beruflichen Umfeld. Auch wenn es Ihnen sicher klar ist, sei hier aber doch noch einmal ausdrücklich darauf hingewiesen, dass es im Rahmen eines Buches wie dieses nicht möglich ist, Patentrezepte zu liefern. Das Etikett »Borderline-Persönlichkeitsstörung« sagt eigentlich nicht viel aus. Dahinter verbergen sich sehr verschiedene Menschen mit ganz unterschiedlichen Biografien und Verhaltensweisen.

Es ist das Ziel dieses Ratgebers, Sie mit dem Phänomen Borderline vertraut zu machen, ohne dass diese Diagnose Sie in Angst und Schrecken versetzt, aber auch ohne dass Sie die psychischen und sozialen Probleme, die sich daraus ergeben können, bagatellisierend beiseiteschieben. Es ist mir insbesondere wichtig, Ihre Wahrnehmung dessen zu schärfen, was eine Borderlinestörung für Ihre Beziehung zu einem Ihnen nahestehenden Menschen, der unter dieser Erkrankung leidet, bedeutet.

So geht es in diesem Ratgeber in erster Linie um Sie als Angehörigen oder Freundin und um Ihren Umgang mit einem Ihnen nahestehenden Menschen mit einer Borderlinestörung. Daneben spielen Sie aber auch für Ihren Angehörigen oder Freund zumindest aus vier Gründen eine wichtige Rolle in seinem Leben:

Zum einen fällt Ihnen vielleicht als *erstem Menschen* auf, dass Ihre Tochter, Ihr Sohn, Ihre Freundin, Ihr Freund oder Ihre Arbeitskollegin Anzeichen einer Borderline-Persönlichkeitsstörung erkennen lässt. Dies wahrzunehmen, ist unter Umständen deshalb von großer Bedeutung, weil Außenstehende dies zum gegenwärtigen Zeitpunkt noch nicht bemerken. Es kann für Ihren Angehörigen sehr wichtig sein, dass Sie ihn möglichst frühzeitig auf die Probleme aufmerksam machen, die Sie wahrnehmen. Dabei sollten Sie sich unbedingt zurückhalten, irgendeine Diagnose zu stellen. Das ist sicher nicht möglich und kommt im Allgemeinen auch nicht gut an. Es reicht, dass Sie auf die Merkmale im Verhalten und Erleben Ihres Angehörigen hinweisen, die Ihnen auffällig erscheinen.

Zweitens kommt Ihnen als Angehörigem oder Freundin auch insofern eine besondere Bedeutung zu, als Sie als Bezugsperson ein wichtiger *gesundheitsfördernder Faktor* im Leben des oder der Kranken sein können. Indem Sie eine emotional verlässliche Beziehung anbieten, die trotz der mitunter extremen Belastungen nicht abbricht, tragen Sie sehr viel zur Unterstützung und Förderung der Gesundheit Ihres Angehörigen bei. Hilfreich kann aber auch sein, dass Sie Ihrem Angehörigen oder Ihrer Freundin mit einer Borderlinestörung Grenzen setzen, die dem kranken Menschen in seinem Leben Struktur geben, welche er selbst nicht herbeizuführen vermag.

Mit dem frühen Erkennen, dass eine psychische Störung vorliegt, hängt ein dritter Grund zusammen, weshalb Sie als Angehörige oder Freund eine wichtige Rolle im Leben des Menschen spielen, der unter einer Borderlinestörung leidet. Als nahestehende Person können Sie Ihren Angehörigen oder Ihre Freundin auf die Möglichkeit *fachlicher Hilfe hinweisen*. Viele Menschen mit Borderline, die sich irgendwann einmal in Behandlung begeben haben, sagen, sie würden es bedauern, dass niemand sie früher darauf aufmerksam gemacht habe, dass etwas mit ihnen »nicht stimme« und dass es Fachleute gebe, an die man sich wenden kann. Wenn Eltern oder Freunde sie früher darauf hingewiesen hätten, wäre ihnen mitunter viel Leid erspart geblieben.

Schließlich kommt Ihnen als einer dem Menschen mit Borderline nahestehenden Person auch insofern eine wichtige Rolle zu, als Sie wesentlich zur *Entwicklung von Motivation für eine Behandlung beitragen* können. Die Hemmschwelle, eine psychologische oder psychiatrische Therapie zu beginnen, ist leider immer noch recht hoch, und sich in therapeutische Behandlung zu begeben wird oft – fälschlicherweise! – als Eingeständnis von Schwäche empfunden. In Wirklichkeit ist es genau umgekehrt: Es ist klug und zeugt von einer kritischen Selbstwahrnehmung, wenn Menschen spüren, dass sie unter psychischen Problemen leiden und fachliche Hilfe in Anspruch nehmen sollten. Bei diesem Prozess der Selbstwahrnehmung und der Achtsamkeit sich selbst gegenüber können Sie als Angehöriger oder Freundin einem Menschen mit einer Borderlinestörung eine große Hilfe sein.

Im vorliegenden Ratgeber werde ich in zwölf Kapiteln die wichtigsten Fragen und Probleme diskutieren, mit denen sich Menschen mit Borderline und ihre Bezugspersonen konfrontiert sehen. Zur Veranschaulichung werde ich in diesen Kapiteln kurze Beispiele schildern, die das Erleben und Verhalten realer Personen beschreiben, wobei ich aber jeweils Teile aus verschiedenen Lebensgeschichten zu einem Beispiel zusammengefügt habe, so dass die Anonymität der einzelnen Personen absolut gewährleistet ist. Die genannten Namen sind fiktiv.

Bevor ich auf einzelne Problembereiche von Menschen mit Borderline eingehe, soll im ersten Kapitel genauer geschildert werden, was eine Borderline-Persönlichkeitsstörung ist. Das Ziel ist dabei natürlich nicht, Sie zu einer Fachperson zu machen, die in der Lage wäre, mit hinreichender Sicherheit die Diagnose Borderline-Persönlichkeitsstörung zu stellen. Es geht vielmehr darum, Sie für all das zu *sensibilisieren*, was Sie als Angehöriger oder Freundin eines Menschen, der unter dieser Störung leidet, erleben können. Und ich möchte Ihnen dazu verhelfen, dass Sie *konstruktiv*, ohne selbst Schaden zu nehmen, mit solchen Situationen umzugehen lernen.

Die folgenden Kapitel orientieren sich an den Hauptsymptomen der Borderline-Persönlichkeitsstörung: die Tendenz dieser Menschen, die Welt in Schwarz und Weiß aufzuteilen und keine Kompromisse eingehen zu können (Kapitel 2) sowie alles »Böse« nach draußen, auf andere Menschen, zu projizieren (Kapitel 3); das für Außenstehende oft unvereinbar erscheinende Nebeneinander von Scheu und Arroganz (Kapitel 4); die Probleme mit der Realitätskontrolle (Kapitel 5); Impulsivität und Wutausbrüche (Kapitel 6); die oft alles dominierende Angst (Kapitel 7); das Erleben der Bezugspersonen, durch die Erwartungen erdrückt zu werden (Kapitel 8); das kompromisslose Bestehen auf Gleichheit (Kapitel 9); selbstschädigendes Verhalten (Kapitel 10), das Rätselhafte an Persönlichkeit und Verhalten eines Menschen mit Borderline, in das sich Außenstehende oft nicht einfühlen können (Kapitel 11). In einem abschließenden Kapitel (12), wird am Beispiel einer Frau mit einer Borderlinestörung gezeigt, dass neben aller Pathologie mitunter auch ein großes kreatives Potenzial in diesen Menschen steckt.

Am Ende jedes Kapitels werden die wichtigsten Aspekte noch einmal zusammengefasst und »auf den Punkt gebracht«. Den Abschluss dieses Ratgebers bildet schließlich eine thesenartige Zusammenfassung der Hauptthemen. Im Anhang finden Sie einige Angaben zu weiterführender Literatur.

Möge dieser Ratgeber Ihnen bei Ihrer Auseinandersetzung mit dem Phänomen Borderline eine Hilfe sein, einen *realistischen und konstruktiven Zugang* zu den Menschen, die unter dieser Störung leiden, zu finden. Und möge er Ihnen den Weg ebnen bei der Suche nach einem *Dialog* mit Ihrem Angehörigen, Ihrer Freundin oder Ihrem Mitarbeiter. Es wäre schließlich ein großer Gewinn, wenn es mir gelänge, mit meinen Ausführungen auch Leserinnen und Leser mit einer Borderline-Persönlichkeitsstörung aus der Einsamkeit zu befreien, in der sie oft ebenso leben wie ihre Angehörigen, Freundinnen und Freunde.

Im Sommer 2015
Udo Rauchfleisch

1. Was ist eine Borderline-Persönlichkeitsstörung?

Die Literatur, die uns heute über die Borderline-Persönlichkeitsstörung vorliegt, ist unüberschaubar. Nicht nur haben die verschiedenen Psychotherapieschulen – etwa die psychoanalytische Therapie und die kognitive Verhaltenstherapie, um nur zwei der größten zu nennen – je eigene Konzepte entworfen, wie sich Menschen seelisch-geistig entwickeln, die im Laufe ihres Lebens an einer solchen Störung erkranken. Es sind auch zum Teil erheblich voneinander abweichende Behandlungsmethoden konzipiert worden, die in der Therapie dieser Patientinnen und Patienten angewendet werden. Neben diesen therapeutisch orientierten Konzepten liegen uns heute auch Untersuchungen aus den neurowissenschaftlichen Fächern vor; es gibt Studien zur Dynamik in Familien mit einem an einer Borderlinestörung erkrankten Mitglied sowie viele Veröffentlichungen, die sich mit der Diagnostik dieser Erkrankung beschäftigen.

Es wäre indes ein Irrtum anzunehmen, die Erkrankung, die wir heute als Borderlinestörung bezeichnen, habe es in früheren Zeiten nicht gegeben. Die psychiatrischen Publikationen und die Veröffentlichungen aus der Anfangszeit der Psychoanalyse lehren uns etwa, dass bereits in den 20er- und 30er-Jahren des vergangenen Jahrhunderts – und auch noch früher – Menschen beschrieben worden sind, bei denen wir heute eine Borderline-Persönlichkeitsstörung diagnostizieren würden.

Nicht ganz klar ist allerdings, ob diese Erkrankung in den zurückliegenden Jahren, in denen sie genauer erforscht worden ist, zahlenmäßig zugenommen hat. Aus klinischer Erfahrung scheint manches für eine Zunahme der Zahl von Menschen, die an einer Borderlinestörung leiden, zu sprechen. Es liegen bisher allerdings keine verlässlichen epidemiologischen Studien vor, mit denen dies sicher nachzuweisen wäre. Sogar wenn wir davon ausgehen, dass die Zahl zugenommen hat, so stellt sich die Frage, ob die Erkrankung in der Gegenwart tatsächlich häufiger vorkommt als in früheren Zeiten oder ob wir heute lediglich in stärkerem Maße für dieses Störungsbild sensibilisiert sind und es deshalb eher erkennen und diagnostizieren.

Man darf in dieser Diskussion auch nicht vergessen, dass es für die Diagnostik von psychischen Störungen nicht unerheblich ist, welche *therapeutischen Konsequenzen* sich aus der Erkennung einer Erkrankung ziehen lassen und welches »Image« die betreffende Störung in der Öffentlichkeit hat. In einer Zeit wie zu Beginn des 20. Jahrhunderts, als es noch keine therapeutischen Methoden zur Behandlung von Borderline gab, bedeutete es etwas völlig anderes, wenn bei einer Person die Merkmale diagnostiziert wurden, die wir heute einer Borderline-Persönlichkeitsstörung zuordnen.

In der Gegenwart liegen uns hingegen verschiedene Therapiemethoden vor, die sich in der Behandlung von Menschen mit Borderline als effizient erwiesen haben. Dementsprechend ist auch das »Image« dieser Erkrankung heute ein anderes als in der Vergangenheit. Zu Beginn des 20. Jahrhunderts galten Störungen, die der heutigen Borderline-Persönlichkeitsstörung entsprechen, als mehr oder weniger unbehandelbar. Nur wenige Therapeutinnen und Therapeuten versuchten, mit diesen Menschen psychotherapeutisch zu arbeiten. Die Erfolge waren insgesamt eher bescheiden. Heute hingegen sind mit Hilfe verschiedener Konzepte Therapiemethoden entwickelt worden, die sich bewährt haben. Damit sind die Chancen, das Befinden von Menschen mit solchen Störungen wesentlich zu verbessern, sie unter Umständen sogar zu heilen, erheblich gestiegen.

Bei der Frage, welches »Image« eine Erkrankung hat, ist es interessant, dass die Menschen mit einer Borderline-Persönlichkeitsstörung selbst sehr unterschiedlich mit der Diagnose umgehen. Sehen die einen darin ein vernichtendes Urteil, das mit der Diagnosestellung über sie gefällt wird, so empfinden andere die Tatsache, unter Borderline zu leiden, beinahe wie eine Auszeichnung und tragen die Diagnose mitunter geradezu vor sich her. Dementsprechend verhalten sich diese beiden Gruppen auch unterschiedlich: Diejenigen, welche die Diagnose Borderline-Persönlichkeitsstörung als Makel empfinden, sind bestrebt, sie möglichst zu verheimlichen. Sie wehren sich im Allgemeinen auch dagegen, dass ihnen diese Diagnose zugeschrieben wird. Anders hingegen diejenigen, die darin einen Beweis ihrer Außergewöhnlichkeit sehen: Sie äußern sich gerne zum Thema Borderline und betonen im Freundeskreis und in der Öffentlichkeit stolz, sie seien »Borderliner«.

In der Fachliteratur werden zwar je nach theoretischer Sicht voneinander abweichende Beschreibungen von Menschen mit einer Borderline-Persönlichkeitsstörung gegeben. In wesentlichen Punkten stimmen diese Darstellungen jedoch überein, zumal die beiden international gebräuchlichen Diagnosesysteme für die Erfassung von psychischen Erkrankungen, die Internationale Klassifikation der Diagnosen (ICD) und das Diagnostische Statistische Manual (DSM) im Hinblick auf die Hauptmerkmale dieser psychischen Störung einander weitgehend entsprechen. Auch die psychoanalytische Forschung sieht die Merkmale der Borderline-Persönlichkeitsstörung ähnlich wie die ICD und das DSM.

Im Folgenden seien die wichtigsten Merkmale genannt und kurz kommentiert. Dabei müssen Sie als Leserin oder Leser bei Ihrer Auseinandersetzung mit dem Thema Borderline bedenken, dass Sie aufgrund dieser Übersicht keine Diagnose stellen können. Sie können aber auf die *Möglichkeit* aufmerksam werden, dass bei Ihrem Angehörigen, Ihrer Freundin oder Ihrem Freund eine Borderline-Persönlichkeitsstörung vorliegt. Was Sie in einem solchen Fall tun können, werde ich weiter unten und in den verschiedenen Kapiteln dieses Ratgebers noch ausführlicher darstellen.

Die Borderlinestörung gehört zur Gruppe der *Persönlichkeitsstörungen*. Bei diesen handelt es sich um länger anhaltende Zustandsbilder und Verhaltensmuster, die sich im Lebensstil und im Verhältnis zur eigenen Person und zu anderen Menschen manifestieren. Die Abweichungen gegenüber anderen Menschen im Wahrnehmen, Denken, Fühlen und in den Beziehungen sind so ausgeprägt, dass das daraus resultierende Verhalten in vielen persönlichen und sozialen Situationen deutlich wird. Dabei ist für die Persönlichkeitsstörungen bezeichnend, dass sie zumeist in der Kindheit oder Adoleszenz beginnen und sich in ihrem Verlauf starre Reaktionsmuster entwickeln, welche die betreffenden Menschen unflexibel machen und zu einem sozial unangepassten oder auf andere Art unzweckmäßigen Verhalten führen. Häufig gehen diese Erkrankungen mit persönlichem Leiden und einer gestörten sozialen Funktionsfähigkeit einher.

Unter den Persönlichkeitsstörungen stellt die *Borderline-Persönlichkeitsstörung* die bekannteste und am weitesten verbreitete Erkrankung dar.[1] Die *Hauptsymptome* sind die folgenden:

- stark wechselhafte Stimmung (emotionale Instabilität),
- impulsives Verhalten ohne Berücksichtigung von Konsequenzen,
- Neigung zu emotionalen Ausbrüchen und Unfähigkeit, impulsives Verhalten zu kontrollieren,
- ausgeprägte und andauernde Instabilität des Selbstbildes oder der Selbstwahrnehmung,
- ausgeprägte Selbstwertzweifel,
- chronisches Gefühl der Leere,
- intensive, aber unbeständige Beziehungen,
- Neigung zu selbstdestruktivem Verhalten mit Selbstverletzungen und suizidalen Impulsen.

Das Gemeinsame der hier genannten Symptome ist zum einen die *Instabilität*, welche Menschen mit Borderline auszeichnet. Diese betrifft sowohl ihre Stimmungen – so fehlt ihnen die Fähigkeit, Affekte zu regulieren – als auch ihre sozialen Beziehungen, die im Allgemeinen mit Erwartungen überladen sind und jeweils schnell wieder abbrechen. Zum anderen liegt den angeführten Symptomen eine *Unfähigkeit zur Steuerung von Impulsen* zugrunde. Dies zeigt sich vor allem im impulsiven Verhalten dieser Menschen, das immer wieder zu sozialen Konflikten führt. Eine drittes grundlegendes Merkmal einer Borderline-Persönlichkeitsstörung betrifft die *Identitätsunsicherheit*. Menschen mit Borderline haben keine klaren, ganzheitlichen Bilder von sich selbst und anderen Menschen. Sie nehmen sich und andere stets nur bruchstückhaft wahr, zumeist abhängig davon, was bzw. wer für sie gerade wichtig ist. Dies führt zu einer inneren und äußeren Orientierungslosigkeit und zu Problemen in den sozialen Beziehungen.

Diese Störungen in verschiedenen Persönlichkeitsbereichen verfestigen sich im Laufe der Jahre und werden zu dem, was wir gemeinhin als »Charakter« bezeichnen. Es ist die je typische Art des betreffenden Menschen zu denken, wahrzunehmen, zu fühlen und zu handeln. Charakteristisch für die Borderline-Persönlichkeitsstörung ist dabei, dass es zu dysfunktionalen, d. h. den inneren und äußeren Bedingungen nicht angepassten Bewältigungsstrategien in nahezu allen Lebens- und Erlebensbereichen kommt. Daraus resultiert, dass Menschen mit Borderline in den verschiedensten Bereichen ihres Lebens Probleme haben.

Was die *Ursachen* betrifft, die zur Ausbildung einer Borderlinestörung führen, müssen wir davon ausgehen, dass es zum einen *biologische Determinanten* gibt (z. B. eine gewisse Impulsivität und affektive Instabilität sowie eine erhöhte Verletzlichkeit) und zum anderen *psychosoziale Stressoren,* die eine Wirkung ausüben. Dabei ist zu bedenken, dass nicht jeder Mensch, bei dem biologische Risikofaktoren bestehen, auch an einer Borderline-Persönlichkeitsstörung erkranken muss. Einen wesentlichen Einfluss haben in jedem Fall die Umweltfaktoren, d. h. vor allem etwaige (meist in der Kindheit erlittene) Traumatisierungen, emotionale Vernachlässigung und instabile Beziehungserfahrungen. Auch von psychoanalytischer Seite (etwa bei Kernberg[2]) wird ein solches Zusammenspiel von hereditären und psychosozialen Faktoren postuliert (interessierte Leserinnen und Leser finden eine detaillierte Darstellung der aktuellen Forschung bei Kernberg, Dulz und Sachsse[3]).

Bezüglich der *Häufigkeit* einer Borderline-Persönlichkeitsstörung liegen, wie oben bereits erwähnt, bisher keine verlässlichen epidemiologischen Studien vor. Die in der Literatur genannten Zahlen beruhen auf Schätzwerten, die von 1 bis 2 % von Borderline in der Allgemeinbevölkerung ausgehen. In klinischen Stichproben, d. h. unter Menschen, die stationäre oder ambulante fachliche Hilfe in Anspruch nehmen, ist die Zahl verständlicherweise wesentlich höher. Dort liegt sie bei 14 bis 20 %. Auch wenn dies nur Schätzwerte sind, zeigen sie doch, dass wir in unserer Gesellschaft mit einer recht großen Zahl von Menschen rechnen müssen, die unter einer Borderlinestörung leiden.

Bei der Auflistung der Symptome, wie ich sie oben gemäß den international gebräuchlichen Diagnosesystemen zitiert habe, ist zu berücksichtigen, dass hier nur die Störungsmerkmale genannt werden, nicht aber die *kompensatorisch* wirkenden Kräfte in den betreffenden Menschen. Genauso verhält es sich mit den psychosozialen Faktoren, welche, wie oben dargestellt, Stressoren darstellen und die Entwicklung einer Borderline-Persönlichkeitsstörung begünstigen. Ihnen gegenüber stehen jene psychosozialen Faktoren, die sich *gesundheitserhaltend und -fördernd* auswirken. Diese müssen bei der Diskussion von Borderline ebenfalls berücksichtigt werden.

Um eine Person in ihrer Ganzheit beschreiben zu können, sind ihre positiven Persönlichkeitsanteile, z. B. ihre Begabungen und ihre sozialen Kompetenzen, wichtig, mitunter sogar noch wichtiger als die Störungsanteile. Außerdem dürfen die stützenden sozialen Faktoren nicht außer Acht gelassen werden. Dazu gehören etwa die berufliche Situation und die Einbettung in tragende soziale Netzwerke. Eine große, die Gesundheit Ihres Angehörigen fördernde Bedeutung kann aber auch Ihnen als Angehörigem oder Freund zukommen, der dem oder der Kranken eine emotional tragfähige Beziehung anbietet und ihm oder ihr in anderer Weise hilfreich zur Seite steht.

Nie können wir einen Menschen allein durch seine Defizite charakterisieren. Deshalb ist es unzureichend und würde ein verzerrtes Bild von einem Menschen mit Borderline vermitteln, wenn Sie sich in Ihrer Sicht allein von der oben zitierten Symptomliste leiten ließen. Gerade bei Menschen, bei denen zum Teil schwerwiegende Störungen ins Auge stechen, müssen wir besonders vorsichtig sein und dürfen unser Augenmerk nicht nur auf die Defizite richten. Ebenso wichtig sind die positiven Seiten, die auch Menschen mit schwersten Beeinträchtigungen besitzen. Damit über den vielen Problemen, mit denen Menschen mit einer Borderlinestörung uns konfrontieren und die ich in den folgenden Kapiteln darstellen werde, diese positiven Seiten nicht übersehen werden, werde ich im letzten Kapitel dieses Ratgebers eine Frau schildern, die trotz ihrer Borderline-Persönlichkeitsstörung zu kreativen Leistungen fähig ist und weithin soziale Anerkennung genießt.

Prinzipiell müssen Sie bedenken, dass die von uns Fachleuten gestellten Diagnosen keineswegs in Stein gemeißelte letzte Wahrheiten sind. Wie oben ausgeführt, werden in den international gebräuchlichen Diagnosesystemen bestimmte Symptome vorgegeben, und wir haben anhand dieser Symptomlisten zu entscheiden, ob eine Person zu der einen oder der anderen diagnostischen Kategorie gehört. So exakt ein solches Vorgehen auch erscheinen mag, sind die diagnostischen Prozesse doch immer auch mit einer gewissen Unsicherheit und Unschärfe sowie mit einem persönlichen Ermessensspielraum – oder sollten wir unverblümt sagen: mit größerer Willkür? – verbunden. Vertrauen Sie deshalb im Hinblick auf die Diagnose Borderline-Persönlichkeitsstörung bei einem Ihnen nahestehenden Menschen oder Sie selbst betreffend nicht »blind« dem Urteil Dritter, auch wenn dies Fachleute der Psychiatrie und Psychologie sind. Gerade Sie als Angehörige kennen Facetten der Persönlichkeit Ihrer Tochter oder Ihres Sohnes, welche die Professionellen vielleicht nicht wahrnehmen.

Hinzu kommt, dass sich Diagnosen psychischer Störungen mit größerer Sicherheit oft erst stellen lassen, wenn wir einen gewissen *zeitlichen Verlauf* überschauen. Dies gilt insbesondere auch für die Diagnose einer Borderline-Persönlichkeitsstörung. In Kindheit und Jugend finden sich vielleicht schon erste Anzeichen, die auf diese Störung hinweisen können. Die Sicherheit, mit der wir diese Diagnose zu stellen vermögen, nimmt aber deutlich zu, wenn wir die Entwicklung der zu beurteilenden Person über mehrere Jahre hin verfolgen können. Was bei einer »Momentaufnahme« vielleicht völlig klar erscheint, zeigt sich bei einer Langzeitbetrachtung unter Umständen in einem ganz anderen Licht und führt dementsprechend zu einer anderen diagnostischen Beurteilung.

Im Allgemeinen richtet sich das Interesse der Fachleute auf die Menschen mit einer Borderlinestörung selbst, auf ihre Lebensgeschichte, ihre Befindlichkeit und die Möglichkeiten, mit den verschiedenen Behandlungsmethoden zu ihrer Heilung beizutragen. Daneben wird in der Fachliteratur auch diskutiert, wie sich die Therapeutinnen und Therapeuten fühlen, die solche Patientinnen und Patienten behandeln, und welche Probleme in der Interaktion zwischen ihnen auftreten können. Soweit sich die Aufmerksamkeit der Professionellen auf die Angehörigen richtet, geschieht dies im Allgemeinen vor allem bei der Diskussion, welche positive oder negative Rolle Angehörige im therapeutischen Prozess spielen.

Als *eigenständige* Gruppe werden die Angehörigen, aber auch die Freundinnen und Freunde sowie die Mitarbeitenden und Vorgesetzten von Menschen mit Bordeline hingegen von den Professionellen selten wahrgenommen. Dabei spielen Sie als nahe Bezugsperson, wie in der Einleitung ausgeführt, vielfach eine außerordentlich wichtige Rolle, verbringen Sie doch die meiste Zeit mit den Kranken und sind von ihren Störungen oft am stärksten betroffen. Dies ist der Grund dafür, dass ich mich mit diesem Ratgeber in erster Linie an Sie, die zu diesen nächsten Bezugspersonen gehören, wende.

Auf den Punkt gebracht

- Die Borderline-Persönlichkeitsstörung ist ein länger andauerndes Zustandsbild, das Einfluss auf die verschiedenen Lebens- und Erlebensbereiche der betreffenden Person hat.
- Die charakteristischen Symptome sind stark wechselnde Stimmungen (emotionale Instabilität), eine Unfähigkeit zur Steuerung von Impulsen, eine Identitätsunsicherheit, selbstdestruktive Verhaltensweisen und intensive, aber unbeständige Beziehungen.
- Neben diesen Störungsmerkmalen ist besonderes Augenmerk aber auch auf die kompensatorisch wirksamen Persönlichkeitsfaktoren und Umweltbedingungen zu richten, um den betreffenden Menschen ganzheitlich wahrzunehmen.
- Diagnosen, so auch der einer Borderline-Persönlichkeitsstörung, haftet immer eine gewisse Unschärfe an. Sie sollten deshalb nicht kritiklos übernommen werden. Letztlich lässt sich die Borderline-Persönlichkeitsstörung mit hinreichender Sicherheit erst diagnostizieren, wenn wir einen längeren zeitlichen Verlauf überschauen.
- Als Ursachen der Borderline-Persönlichkeitsstörung lassen sich neben biologischen Determinanten vor allem psychosoziale Stressoren in Kindheit und Jugend (Gewalterfahrungen, emotionale Vernachlässigung und instabile Beziehungserfahrungen) identifizieren.
- Die Häufigkeit der Borderline-Persönlichkeitsstörung liegt laut Schätzungen bei ca. 1 bis 2 % in der Allgemeinbevölkerung, in klinischen Stichproben bei 14 bis 20 %. Sie stellt damit ein relativ häufig anzutreffendes Störungsbild dar.

2. »Die Welt ist für ihn nur schwarz oder weiß ...«

Herr Meister, ein 35-jähriger Installateur, hat nach längerer Zeit der Arbeitslosigkeit eine Anstellung in einem kleinen Installationsbetrieb gefunden. Außer dem Chef gibt es noch einen älteren, erfahrenen Mitarbeiter. Mit ihm hat Herr Meister relativ wenig zu tun, da der andere Mitarbeiter weitgehend selbstständig an verschiedenen Orten arbeitet. Mit seinem Chef hingegen besteht ein wesentlich engerer Kontakt, da Herr Meister und er zum Teil an der gleichen Baustelle tätig sind und der Chef die Arbeit von Herrn Meister, der weniger Erfahrung als der ältere Mitarbeiter mitbringt, in stärkerem Maße kontrollieren muss.

Als Herr Meister vor einem halben Jahr nach dem Bewerbungsgespräch vom Chef die Zusage erhalten hatte, in seiner Firma arbeiten zu können, war er überglücklich gewesen und hatte im Freundeskreis begeistert von seinem »tollen Chef« erzählt: »Das ist endlich mal ein richtiger Chef, den man auch respektieren kann. Er hat nicht nur fachlich etwas drauf, sondern ist auch wahnsinnig freundlich und verständnisvoll.« Schon nach wenigen Wochen empfand Herr Meister den Chef wie einen Freund und war hoch motiviert bei der Arbeit, weil er dem Chef gefallen und dessen Anerkennung finden wollte. Tatsächlich war der Chef mit den Leistungen seines neuen Mitarbeiters sehr zufrieden und drückte seine Anerkennung ihm gegenüber auch deutlich aus.

An einem Montag, als der Chef und Herr Meister sich frühmorgens im Büro trafen, um den Arbeitsplan der Woche zu besprechen, war der Chef auffallend kurz angebunden. Er erwiderte Herrn Meisters Gruß nicht und begann das Gespräch mit dem Hinweis, Herr Meister hätte am vergangenen Freitag die begonnene Arbeit noch abschließen sollen. »Jetzt müssen wir deinetwegen noch einmal zur Baustelle, um den Rest fertig zu machen. Das hättest du eigentlich am Freitag tun sollen!«, sagte er unwirsch. Herrn Meisters Versuch, sich zu rechtfertigen, unterbrach er mit den Worten: »Hör auf mit der Diskutiererei! Dafür haben wir jetzt keine Zeit.«

Herr Meister war durch die unerwartete – und nach seiner Ansicht auch völlig unberechtigte – Kritik seines Chefs total irritiert. Vor allem fühlte er sich dadurch gekränkt, dass der Chef ihm so abrupt das Wort abgeschnitten und ihm nicht die Möglichkeit gelassen hatte zu erklären, warum er am Freitag die Arbeit nicht mehr hatte abschließen können.

Schweigend und sichtlich verstimmt folgte er dem Chef zum Auto und sprach während der Fahrt zur Baustelle kein Wort. Der Chef seinerseits blieb auch stumm und ärgerte sich über das Schmollen seines Angestellten.

Auf der Baustelle angekommen, gab er Herrn Meister mit knappen Worten die Anweisungen für die Arbeiten, die zu erledigen waren, und ging zu einer Besprechung, die für den heutigen Vormittag mit dem Architekten angesetzt war. Als er nach einer Stunde zurückkam, konnte er Herrn Meister nirgends finden. Die anderen Arbeiter auf der Baustelle berichteten ihm, Herr Meister habe vor einer halben Stunde, laut vor sich hinschimpfend, die Baustelle verlassen. Die Versuche des Chefs, seinen Angestellten per Handy zu erreichen, blieben erfolglos. Als er abends in sein Büro zurückkam, fand er auf seinem Anrufbeantworter eine Mitteilung von Herrn Meister: Er lasse sich »so etwas nicht bieten«, der Chef solle »seinen Dreck doch allein machen«. Wenn er mit Herrn Meister nicht zufrieden sei, werde er nicht mehr »in dieser Saufirma arbeiten«.

Dies ist eine Situation, wie Arbeitgeber, aber auch Angehörige und Freunde von Menschen mit einer Borderline-Persönlichkeitsstörung sie immer wieder im Umgang mit diesen Menschen erleben. Das eine Mal sind die Bezugspersonen, wie etwa der Chef von Herrn Meister, »die Tollsten« und werden in überschwänglicher, letztlich nicht der Realität entsprechender Art gelobt und als »beste Freunde« gepriesen. Und unvermittelt, zum Beispiel durch eine Kränkung, wie Herr Meister die etwas unwirsche Zurechtweisung seines Chefs empfunden hat, kippt die Hochachtung in Verachtung und aggressive Ablehnung um.

Das Charakteristische dabei ist, dass die ursprünglich positive Bewertung der betreffenden Bezugsperson wie weggewischt ist und ein Mensch wie Herr Meister – auf die früheren positiven Gefühle seinem Chef gegenüber angesprochen – diese unter Umständen total leugnen würde: »Nie« habe er den Chef positiv empfunden, ihm sei »immer schon« klar gewesen, dass er ein »Sauhund« sei. Auf diese Weise entsteht für Menschen mit Borderline eine Welt, in der es nur Schwarz oder Weiß, nur Freund oder Feind gibt.

Zwischentöne, welche die positiven Qualitäten der anderen Person anerkennen, auch wenn im Moment eines Konflikts vielleicht die negativen Gefühle vorherrschen, gibt es für Borderline-Persönlichkeiten nicht. Sie vermeiden damit das Erleben von Ambivalenz, indem für sie die Welt um sie herum, aber auch die Art, wie sie sich selbst wahrnehmen, nur schwarz *oder* weiß ist. Zwiespältige Gefühle der gleichen Person gegenüber zu erleben, erfordert ein Ausmaß an Ich-Stärke, über das Menschen mit Borderline im Allgemeinen nicht verfügen. Sie schützen sich deshalb vor solchen sie psychisch überfordernden Situationen durch die Aufspaltung der Welt in Schwarz und Weiß.

Diese Strategie ist nicht per se etwas Pathologisches. Wir alle neigen in Situationen, die uns fremd sind und uns irritieren, dazu, zu solchen Schwarz-Weiß-Interpretationen zu greifen. Es ist ein einfaches, aber sehr wirksames Mittel, die komplexe, uns verwirrende Welt mit zwei einander ausschließenden Kategorien zu ordnen und damit für uns überschaubar zu machen. Entweder ist jemand unser *Freund* (wie Herr Meister anfangs seinen Chef empfand) oder er ist unser *Feind* (dies die Einschätzung von Herrn Meister, als er, durch die Kritik des Chefs gekränkt, den Arbeitsplatz verließ).

Es liegt auf der Hand, dass eine solche Haltung zu vielfältigen sozialen Konflikten führt. Auf der einen Seite hat sie, wie Herrn Meisters Beispiel zeigt, ausgesprochen selbstschädigende Konsequenzen. Dass der Chef an einem einzigen Morgen etwas unwirsch reagiert, reicht für einen Menschen wie Herrn Meister aus, die Arbeit, die er nach längerer Arbeitslosigkeit endlich gefunden hatte, hinzuwerfen. Auf der anderen Seite resultiert aus Reaktionen, denen das Schwarz-Weiß-Denken zugrunde liegt, aber auch eine große Irritation bei den Bezugspersonen, die nicht verstehen können, dass jemand wegen einer »solchen Kleinigkeit« seine Arbeit aufgibt.

Die Folge sind Ärger und unter Umständen aggressive Reaktionen auf Seiten der Angehörigen und Freunde, die sich ihrerseits gekränkt und ungerecht behandelt fühlen. Der Rückgriff auf die Schwarz-Weiß-Haltung, mit der Menschen mit einer Borderlinestörung sich vor der ihnen unerträglichen Ambivalenz zu schützen versuchen, erweist sich somit als eine Strategie, die den Betreffenden letztlich eine Fülle von Nachteilen bringt.

Wir bemühen uns als Therapeutinnen und Therapeuten deshalb in unseren Behandlungen darum, die Persönlichkeit der Patienten so weit zu stärken, dass sie widerstreitende Gefühle derselben Person gegenüber zu ertragen vermögen, wodurch ihre Frustrationstoleranz verbessert wird. Im privaten oder beruflichen Kontext können Sie als Angehöriger, Freundin oder Mensch aus dem beruflichen Bereich versuchen, die Situation zu deeskalieren, indem Sie Ihrerseits nicht gekränkt, aggressiv oder mit Rückzug reagieren, sondern auf die Person, die unter Borderline leidet, wieder zugehen und ihr klarmachen, dass die Heftigkeit ihrer Reaktion (z. B. ein Beziehungsabbruch) in keinem realistischen Verhältnis zur auslösenden Situation steht. Mitunter gelingt es auf diese Weise, die starre Schwarz-Weiß-Sicht des Menschen mit Borderline wenigstens ein Stück weit aufzuweichen und damit einen totalen Beziehungsabbruch zu vermeiden.

Wohlgemerkt: Es geht nicht darum, dass Sie als Angehöriger oder Arbeitgeber eine quasi »therapeutische« Rolle einnehmen. Aber Sie können wesentlich zur Entspannung der Situation beitragen, wenn Sie sich nicht in den Machtkampf hineinziehen lassen, sondern die Realität benennen: dass Reaktion und Ursache in keinem realistischen Verhältnis zueinander stehen. Im geschilderten Beispiel könnte das etwa heißen: Wenn dem Chef Herrn Meisters weitere Mitarbeit wichtig wäre oder wenn es ihm leidtäte, dass sein Angestellter so unbedacht seine Arbeit hinwürfe, könnte er Herrn Meister schreiben oder ihn anrufen und ihm mitteilen, er wolle gerne noch einmal mit ihm sprechen und die Situation klären. Er würde es bedauern, wenn die bisher gute Zusammenarbeit so abrupt endete.

Dabei würde es nicht darum gehen, dass der Chef sich bei Herrn Meister entschuldigt. Das wäre nicht nur unsinnig, da er sich ja gar nichts hat zuschulden kommen lassen, sondern auch kontraproduktiv, da eine Entschuldigung des Chefs Herrn Meister sogar noch in der Ansicht bestätigen würde, seine Schwarz-Weiß-Sicht sei völlig berechtigt. Es geht vielmehr darum, die *Unangemessenheit der Reaktion* von Herrn Meister zu benennen und sich trotzdem nicht gekränkt zurückzuziehen. Ein solches Verhalten kann eine positive Wirkung auf einen Menschen mit einer Borderline-Persönlichkeitsstörung haben.

Diese Schwarz-Weiß-Sicht von Menschen mit Borderline betrifft indes nicht nur ihre Einstellung zu anderen Menschen, sondern auch sich selbst gegenüber. Das folgende Beispiel soll dies veranschaulichen.

Frau Lutz (52 Jahre alt) irritierte ihre Familienangehörigen und Freundinnen durch folgendes Verhalten: Im Allgemeinen war sie allen als zurückhaltende, scheue, sehr selbstkritische Frau bekannt, die – mitunter extrem – dazu neigte, bei sozialen Konflikten, aber auch bei schwierigen Situationen im beruflichen Bereich sich selbst als schuldig zu bezeichnen und sich im Übermaß um die Lösung des Problems zu bemühen. Unvermittelt und für die Umgebung ohne ersichtlichen Grund konnte diese Haltung aber umschlagen, und es wurde eine Seite von ihr sichtbar, die man Frau Lutz eigentlich gar nicht zugetraut hätte: ein geradezu anmaßendes Verhalten ohne die geringste Bereitschaft, auch nur einen Hauch von Selbstkritik erkennen zu lassen.

Dieser Wechsel ihrer Einstellung und ihres Verhaltens wirkte deshalb so befremdlich auf ihre Umgebung, da Frau Lutz weder in den Situationen, in denen sie sich in völlig unrealistischer Weise für alles verantwortlich und schuldig fühlte, noch in den Situationen, in denen sie sich in ebenso unrealistischer Weise selbstgefällig und rücksichtslos verhielt, mit Argumenten erreichbar war. Für sie sei es, wie sie es formulierte, »selbstverständlich«, dass sie einmal extrem selbstkritisch und ein anderes Mal extrem selbstunkritisch reagierte. Dabei ist bemerkenswert, dass sie der Ansicht war, es seien keineswegs extreme, einander eigentlich ausschließende Positionen. Ja, sie ging so weit zu leugnen, dass sie je eine andere Einstellung als die gegenwärtige gezeigt habe.

Die Tendenz von Menschen mit einer Borderline-Persönlichkeitsstörung zu einer Schwarz-Weiß-Sicht betrifft, wie schon erwähnt, nicht nur ihre Haltung und Reaktion gegenüber anderen Menschen, sondern auch gegenüber sich selbst. Bei Frau Lutz sind es die beiden völlig konträren, eigentlich unvereinbaren Einstellungen, sich einmal in anmaßender, selbstherrlicher Weise über die Belange ihrer Mitmenschen hinwegzusetzen, während sie sich ein anderes Mal voller Selbstvorwürfe und Selbstzweifel für alles verantwortlich fühlt. Auch hier haben wir es, wie im Beispiel von Herrn Meister, mit den Auswirkungen einer Schwarz-Weiß-Haltung zu tun. Nur betrifft diese im Fall von Frau Lutz nicht die Beziehungen zu anderen Menschen, sondern zwei Seiten der eigenen Person. Unvermittelt stehen Rücksichtslosigkeit und extreme Rücksichtnahme nebeneinander und übernehmen wechselnd die Herrschaft über die Persönlichkeit und prägen ihr Verhalten.

Wie im Beispiel von Herrn Meister geht es auch bei Frau Lutz darum, dass sie versucht, durch die Schwarz-Weiß-Haltung eigentlich unvereinbare Einstellungen voneinander zu trennen. Auch Frau Lutz kann es nicht ertragen, sich selbst einmal als extrem rücksichtsvoll und ein anderes Mal als rücksichtslos zu erleben, und sie schützt sich dadurch, dass sie ihre jeweilige Einstellung als »selbstverständlich« deklariert und ihr widersprüchliches Verhalten als durch die Umgebung provoziert rechtfertigt. Würde sie diese Strategie nicht verwenden, so müsste sie sich kritisch mit den beiden widersprüchlichen Seiten ihrer Persönlichkeit auseinandersetzen und sowohl die übergroße Rücksichtnahme als auch die Rücksichtslosigkeit in Frage stellen und ein Stück weit abbauen.

Während das aus der Schwarz-Weiß-Einstellung resultierende Verhalten von Herrn Meister direkte Auswirkungen auf seine sozialen Beziehungen hat (z. B. indem sein Chef ihn entlässt oder aggressiv ihm gegenüber reagiert), bewirkt das widersprüchliche Verhalten von Frau Lutz indirekt ähnliche soziale Konflikte. Beim ersten oder zweiten Mal, bei dem ein Mensch wie Frau Lutz plötzlich aufbrausend und die Bezugspersonen entwertend reagiert, wird das Umfeld bereit sein, dieses unerwartete Verhalten eines sonst so rücksichtsvollen Menschen als »Durchbrennen der Sicherung« zu interpretieren und zu entschuldigen. Wenn derartige abrupte Verhaltensänderungen jedoch immer wieder auftreten, werden selbst wohlmeinende Bezugspersonen sich über kurz oder lang zurückziehen und schließlich unter Umständen den Kontakt zu einem Menschen wie Frau Lutz völlig abbrechen.

Genau dies erleben viele Menschen mit einer Borderlinestörung. Unglücklicherweise führt eine solche Erfahrung bei ihnen aber nicht zu der Einsicht, die eigenen Gefühle und Verhaltensweisen kritisch hinterfragen und bearbeiten zu müssen. Sie fühlen sich durch die Reaktionen der Umgebung vielmehr in ihrer negativen Einschätzung anderer Menschen bestätigt und empfinden ihr eigenes – inadäquates – Verhalten umso mehr als gerechtfertigt.

Wie können Sie als Angehöriger oder Freundin sich in solchen Situationen verhalten? Wiederum sind zwei Aspekte zu berücksichtigen:

Auf der einen Seite müssen Sie darauf bedacht sein, sich selbst zu schützen. Auf der anderen Seite stellt sich natürlich auch die Frage, ob Sie dem Menschen, der unter einer Borderlinestörung leidet, in irgendeiner Weise Hilfe leisten können. Denn selbstverständlich leidet auch er unter den extremen Gefühlsumschlägen, zumal er spürt, wie sich andere Menschen zunehmend von ihm abwenden.

Was Sie selbst als Angehörigen oder Freundin betrifft, gilt es für Sie in erster Linie, sich vor Verletzungen und massiven Angriffen zu schützen. Sie können etwa, wie bereits im Beispiel von Herrn Meister beschrieben, versuchen, Ihre an Borderline leidende Freundin im Gespräch auf die Unvereinbarkeit der beiden extremen Verhaltensweisen hinzuweisen und ihr klarzumachen, dass sie sich selbst dadurch – eigentlich unnötige – soziale Konflikte schafft.

Dabei müssen Sie allerdings berücksichtigen, dass die Tendenz zur Schwarz-Weiß-Haltung im Allgemeinen nicht durch ein einziges Gespräch dieser Art auflösbar ist. Einen gewissen Erfolg können Sie vielleicht dann haben, wenn zwischen Ihnen und der Person mit einer Borderline-Persönlichkeitsstörung eine tragfähige emotionale Beziehung besteht, auf deren Grundlage ein derartiger kritischer Kommentar Ihrerseits akzeptiert wird. Außerdem braucht es meist mehrere Gespräche dieser Art, um einen Menschen mit Borderline behutsam dahin zu führen, dass er sich auf eine fruchtbare Diskussion mit Ihnen einlässt, anstatt sich gekränkt und unverstanden zu fühlen und sich von Ihnen zurückzuziehen. Als »Erfolg« können Sie es auch werten, wenn es Ihnen gelingt, die Person mit Borderline zu ermuntern, sich fachliche Hilfe zu suchen.

Eine andere Möglichkeit, die Sie in solchen Situationen wählen können, besteht darin, dass Sie Ihren Angehörigen oder Ihre Freundin darauf hinweisen, dass er oder sie Sie mit diesem Verhalten verletzen. Der Appell, sich in Sie als Bezugsperson einzufühlen, kann mitunter zu einer selbstkritischeren Betrachtung der Schwarz-Weiß-Haltung führen. Dies gilt vor allem dann, wenn zwischen Ihnen beiden eine insgesamt positive, vertrauensvolle Beziehung besteht.

Wenn Sie erkennen müssen, dass ein konstruktives Gespräch nicht möglich ist, und Sie immer wieder Ziel der Angriffe Ihrer kranken Freundin oder Verwandten werden, kann es im Sinne des Selbstschutzes quasi als letzter Schritt sinnvoll sein, den Kontakt zu ihr abzubrechen. Dies mag Ihnen selbst weh tun, gerade wenn es Ihnen leidtut, dass Ihre Freundin sich durch ihre extremen Reaktionen immer tiefer in soziale Konflikte verstrickt. Doch gilt es für Sie, die Situation realistisch einzuschätzen und sich – und letztlich auch die Person mit der Borderlinestörung – nicht zu überfordern.

Sie haben getan, was in Ihren Möglichkeiten lag, und müssen einsehen, dass Sie mehr nicht leisten können. Und auch Ihre Angehörige mit Borderline hat durch die Unveränderbarkeit ihres Verhaltens gezeigt, dass sie zumindest derzeit nicht in der Lage ist, ihre extremen Reaktionen abzubauen oder auch nur kritisch zu hinterfragen. Es wäre auch für sie eine Überforderung, wenn Sie versuchen würden, sie immer wieder davon zu überzeugen, dass sie mit der Schwarz-Weiß-Haltung und den daraus resultierenden extremen Reaktionen sich selbst und Ihnen das Leben unnötig schwer macht.

Mitunter muss es auch nicht ein totaler Beziehungsabbruch sein, mit dem Sie sich schützen. Es kann auch zu einer Beruhigung in Ihrer Beziehung zu dem Menschen mit einer Borderlinestörung führen, wenn Sie dieser Person klarmachen, dass Sie über bestimmte Themen, an denen sich die Konflikte immer wieder entzündet haben, nicht mehr mit ihr diskutieren möchten. Falls Ihr Gesprächspartner dies in einer konkreten Situation nicht respektiert, müssen Sie konsequent sein und das Gespräch Ihrerseits beenden, ja im Notfall den Raum verlassen, in dem Sie beide sich aufhalten.

In einer solchen Situation wird sich entscheiden, ob die Person mit Borderline sich auf Ihre »Spielregeln« einlässt oder ob es zum Abbruch der Beziehung kommt. Auf jeden Fall ist es wichtig, dass Sie zu Ihrem Schutz die »Spielregeln« festlegen, unter denen Ihnen ein weiterer Kontakt möglich ist.

Es mag sein, dass es Ihnen unangenehm ist, dass Sie Regeln für Ihr Zusammensein definieren und auf deren Einhaltung bestehen. Es ist aber bei Menschen mit einer Borderlinestörung oft der einzige Weg, eine wenigstens halbwegs konstruktive Beziehung zu pflegen und selbst keinen Schaden zu erleiden. Sich auf die immer wiederkehrenden, stereotyp in gleicher Weise ablaufenden Auseinandersetzungen einzulassen und die Situation allein von der Person mit der Borderlinestörung bestimmen zu lassen, bringt nichts. Ein solches Arrangement führt vielmehr über kurz oder lang zu einer Eskalation der Situation. Insofern helfen Sie letztlich auch Ihrem kranken Angehörigen, wenn Sie die Situation in die Hand nehmen und durch Ihr konsequentes Vermeiden unnötiger Auseinandersetzungen die Beziehung retten.

Nicht selten berichten mir Patientinnen und Patienten mit einer Borderlinestörung in der Psychotherapie davon, dass ihnen diejenigen Bezugspersonen am meisten geholfen haben, die *freundlich, aber konsequent* mit ihnen umgegangen sind. Auch wenn sie sich mitunter vehement gegen sie gewehrt hätten, wäre für sie tief innen spürbar gewesen, dass ihnen die Grenzen, die ihnen von solchen Menschen gesetzt worden wären, letztlich gutgetan hätten. Ganz ähnlich gestalten wir auch die Behandlung von Menschen mit einer Borderline-Persönlichkeitsstörung. Auch beim professionellen Umgang mit ihnen in der Psychotherapie schaffen wir durch klare Grenzsetzung einen Rahmen, in dem die Behandlung möglich ist und der den Patientinnen und Patienten eine innere Struktur ersetzt, die sie derzeit noch nicht haben. Ausführlicher werde ich auf diese Fragen in Kapitel 6 eingehen.

Auf den Punkt gebracht

- Wir alle neigen mitunter zu dem Mechanismus, bei Verunsicherung die Welt in »Schwarz« und »Weiß« einzuteilen und auf diese Weise für uns wieder eine überschaubare Ordnung herzustellen. Menschen mit einer Borderlinestörung neigen jedoch in einem extremen Ausmaß zu diesem Verhalten.
- Dabei wird alles »Böse« draußen – d. h. bei anderen Menschen und in den Lebensumständen – gesehen und die eigene Person dadurch entlastet.
- Diese Haltung führt zu einer geringen Kritikfähigkeit gegenüber der eigenen Person. Schuld sind immer die anderen.
- Daraus können vielfältige soziale Konflikte erwachsen, auf die Sie als Angehöriger oder Freundin den Menschen mit einer Borderlinestörung hinweisen können. Möglicherweise wird er dadurch Einsicht in sein Fehlverhalten finden.

- Ein »Erfolg« ist es aber auch, wenn Sie den Menschen mit einer Borderlinestörung dazu bewegen können, sich fachliche Hilfe zu suchen.
- In Konfliktsituationen kann es nötig werden, dass Sie zu Ihrem Schutz »Spielregeln« aufstellen, an die sich Ihr Gegenüber halten muss.
- Zum Schutz Ihrer selbst kann es aber auch angeraten sein, die Beziehung zu Ihrem Angehörigen oder Ihrer Freundin – zumindest vorübergehend – abzubrechen.

3. »›Böse‹ sind immer nur die anderen – wo bleibt da die Selbstkritik?«

Seien wir ehrlich: Es ist ein beliebtes und von uns allen gern verwendetes Mittel, alles Negative und die Ursachen aller Konflikte nicht bei uns selbst, sondern bei anderen zu sehen. Schon Kinder versuchen, wenn ihnen irgendein Missgeschick passiert ist oder es einen Streit mit anderen Kindern gegeben hat, sich mit dem Argument aus der Affäre zu ziehen: »Das war ich nicht. Das waren die anderen!« oder: »Der andere hat angefangen. Der ist schuld!« Diese Art des Umgehens mit Konflikten finden wir bei Kindern wie bei Erwachsenen, in persönlichen Auseinandersetzungen wie in weltpolitischen Konflikten. Sie scheint geradezu eine uns Menschen von Natur aus mitgegebene Verteidigungsstrategie zu sein, die immer dann zum Einsatz kommt, wenn wir mit der Frage konfrontiert sind, welchen Anteil wir selbst an den Konflikten mit anderen Menschen haben.

Im Allgemeinen gelingt es uns aber, bei selbstkritischem Nachdenken über die Konfliktsituation und die daran beteiligten Menschen wahrzunehmen, dass wir nicht alle Schuld auf die anderen schieben können, sondern selbst auch einen Anteil – unter Umständen sogar den Hauptanteil – am Konflikt haben. Wenn wir dies nicht selbst wahrzunehmen vermögen, wird uns diese Dynamik beispielsweise klar im Gespräch mit den Konfliktpartnern oder mit Dritten, die uns auf unsere Rolle im Geschehen aufmerksam machen. Ein solcher Hinweis mag uns anfangs vielleicht irritieren und wir mögen ihn unter Umständen sogar empört zurückweisen. Aber irgendwann wird unsere Selbstkritik doch einsetzen, und wir werden zugeben müssen, dass wir selbst am Konflikt mitbeteiligt sind.

Dies ist nicht nur ein notgedrungenes Zugeben von Schuld, sondern hat durchaus positive Folgen. So lernen wir etwa durch das Wahrnehmen unseres eigenen Schuldanteils, uns in andere Menschen einzufühlen, die Opfer unserer Kritik oder anderer von uns ausgehender aggressiver Akte geworden sind. Oder wir lernen Selbstkritik zu entwickeln, die uns in anderen ähnlichen Situationen warnt, uns in negativer Weise anderen Menschen zu nähern. Schließlich trägt eine selbstkritische Auseinandersetzung mit den eigenen Schuldanteilen und denen unserer Bezugspersonen dazu bei, die Beziehungen zwischen uns und anderen Menschen konstruktiv zu gestalten.

Ganz anders sieht es bei vielen Menschen mit einer Borderlinestörung aus. Man könnte sagen, sie seien im Hinblick auf ihre Selbstkritik auf dem kindlichen Niveau stehen geblieben. Wie Kinder, die bei jedem Konflikt sagen »Die anderen sind schuld«, neigen auch Menschen mit Borderline dazu, in jeder Situation, in der auch nur ein Hauch von Vorwurf ihnen gegenüber geäußert wird, geradezu reflexhaft auf die Schuld der anderen hinzuweisen.

Dieses Verhalten macht den Umgang mit ihnen oft äußerst schwierig, da sie bei jedem Konflikt sofort »den Spieß umdrehen« und in einseitiger Weise die andere Person zur Schuldigen erklären. Sie als Angehöriger oder Freundin sehen sich in einer solchen Situation unversehens mit einem Schuldvorwurf konfrontiert, der in keiner Weise der Realität entspricht und, wie das folgende Beispiel zeigt, den Konflikt nicht löst, sondern im Gegenteil noch weiter eskalieren lässt.

Herr Müller, ein Mann Anfang 60, äußerte sich immer wieder gegenüber den wenigen Bekannten, die er hatte, darüber, dass die Menschen so »rücksichtslos«, »egoistisch« und »nur auf ihren eigenen Vorteil bedacht« seien. Interesse am Mitmenschen und Unterstützung in schwierigen Lebenslagen seien heute Fremdworte geworden. Einerseits beklagte er sich in bitteren Worten über seine Einsamkeit, andererseits aber grenzte er sich in aggressiver, arrogant wirkender Weise von den Menschen seiner Umgebung ab, indem er darauf verwies, er wolle mit »diesem Pack« überhaupt nichts zu tun haben.

Der Grund dafür, dass sich immer mehr seiner ohnehin wenigen Bekannten – echte Freunde hatte er nie gehabt – von ihm abwendeten, lag nicht zuletzt darin, dass er nicht nur in entwertender Weise über sie sprach, sondern sich beim geringsten Konflikt in höchst aggressiver Art gegen sie wendete und ihnen die Schuld am Zustandekommen der Situation zuschob.

Diese Art, mit Schuld umzugehen, hatte sich bei Herrn Müller schon in der Jugend gezeigt. Er war dafür berüchtigt gewesen, dass er niemals auch nur einen Hauch von Selbstkritik erkennen ließ, geschweige denn sich jemals bei einer Klassenkameradin oder einem -kameraden entschuldigte. Wann immer ihn jemand darauf hinwies, dass er etwas falsch gemacht hatte, war die stereotype Reaktion: »Das ist nicht wahr! Das ist eine Frechheit, mir dafür die Schuld zu geben!«

Diese Reaktion hatte ihn in jungen Jahren bereits in Konflikt mit der Polizei gebracht. So hatten beispielsweise an einem Tag mit hohem Verkehrsaufkommen zwei Verkehrspolizisten Herrn Müller angehalten, als er mit seinem Motorrad eine wartende Autoschlange rechts überholte. Zur Rede gestellt, dass er das nicht hätte tun dürfen, hatte Herr Müller empört reagiert und jegliche Schuld von sich gewiesen. Dies sei eine besondere Situation. Wenn sich eine so lange Schlange gebildet habe, sei es sein Recht, auch rechts zu überholen. Er mache dadurch doch nur Platz für andere Autos. Außerdem seien auf der Straße doch zwei Spuren angezeichnet, da dürfe er die rechte Spur benutzen.

Als die Polizisten ihn darauf hinwiesen, er habe gegen die Verkehrsregeln verstoßen und müsse eine Buße zahlen, rief Herr Müller empört, die Polizisten hätten dann ebenfalls gegen die Regeln verstoßen. Sie seien schließlich auf der rechten Fahrspur hinter ihm hergefahren. »Überhaupt übertretet ihr doch dauernd die Verkehrsregeln und meint, ihr könntet euch alles erlauben«, schrie er sie wütend an. »Ich bin im Recht und lasse mir von euch Idioten nicht das Gegenteil einreden!« Dabei wandte er sich drohend gegen die beiden Beamten.

Die Folge war eine Anzeige wegen Übertretung der Verkehrsregeln und wegen Beamtenbeleidigung. Herr Müller fühlte sich aber nach wie vor wegen seines Fahrverhaltens im Recht und weigerte sich, das Bußgeld zu bezahlen. Was die Beamtenbeleidigung anging, sah er überhaupt keine Schuld bei sich selbst. »Die haben mich provoziert. Da ist doch klar, dass man wütend wird. ›Idioten‹ habe ich aber sicher nie gesagt.«

»Das schieben sie mir jetzt in die Schuhe, um sich selber von jeglicher Schuld reinzuwaschen«, war seine Begründung, als er sich einige Monate später vor Gericht verantworten musste. Der Richter ließ diese Verteidigung jedoch nicht gelten und verurteilte Herrn Müller zu einer nochmals höheren Geldstrafe und drohte ihm an, die Geldstrafe in Haft umzuwandeln, falls er weiterhin die Zahlung des Bußgelds verweigere.

Zähneknirschend zahlte Herr Müller schließlich den Betrag, der inzwischen ein Mehrfaches des ursprünglichen Bußgelds betrug. Er beharrte aber darauf, er sei im Recht gewesen. Die Polizeibeamten hätten ihn fälschlicherweise angezeigt, und der Richter habe das Gesetz falsch ausgelegt. »Das ist ja klar: Eine Krähe hackt der anderen kein Auge aus. Die halten wie Pech und Schwefel zusammen. Da ist man als einfacher Bürger machtlos.«

Auf jeglichen kritischen Hinweis seiner Kollegen, die ihm erklärten, er hätte nicht rechts überholen dürfen und es sei unklug gewesen, die Polizeibeamten zu beleidigen, entgegnete Herr Müller empört: »Jetzt spinnt ihr alle! Ihr könnt so viel reden, wie ihr wollt. Ich bin im Recht und bin von den Polizisten gemobbt worden!«

Herrn Müllers Neigung, kategorisch jegliche Schuld von sich zu weisen und die Realität in seinem Sinne umzudeuten, nahm mitunter geradezu groteske Formen an. So machte er einer Bekannten, zu deren Einladung er eine halbe Stunde zu spät erschien, den heftigen Vorwurf, sie habe ihm die falsche Zeit genannt. Um ihn zu beruhigen und die Situation nicht eskalieren zu lassen, entgegnete die Bekannte, es komme ja letztlich nicht auf die »paar Minuten« an. Nun sei er ja da, und sie würden das Zusammensein genießen können.

Diese gut gemeinten Worte hatten jedoch keineswegs eine beruhigende Wirkung auf Herrn Müller. Empört erwiderte er, nun wolle die Bekannte ihm »die Schuld in die Schuhe schieben«, obwohl sie ihm doch die falsche Zeit genannt habe. Diese »Frechheit« lasse er sich nicht bieten! Mit diesen Worten sprang er auf und verließ, die Tür laut hinter sich zuschlagend, die Wohnung der Bekannten.

Die hier geschilderten Situationen sind typisch bei Menschen mit einer Borderlinestörung. Das Verhalten, das Herr Müller zeigt, ist vor allem deshalb so irritierend, weil hier die Realität total verkehrt wird: In seiner Darstellung hat er keine Verkehrsregel übertreten und sieht sich selbst als Opfer der Polizisten, die ihn fälschlicherweise angezeigt hätten, und des Richters, der ihn zu Unrecht verurteilt habe.

Auch bei der zweiten geschilderten Situation akzeptiert Herr Müller nicht, dass er sich verspätet hat, sondern verdreht die Realität so, dass er pünktlich zu der Zeit gekommen sei, die seine Bekannte ihm angeblich genannt habe. Ein Mensch wie Herr Müller vermag nicht einmal einzuräumen, dass er sich beim Vereinbaren der Zeit verhört hat oder sich nicht mehr an die genaue Zeit erinnern kann. Er weist jeglichen Schuldvorwurf, auch wenn dieser, wie im Beispiel, nicht einmal explizit geäußert wird, stereotyp zurück und erklärt in höchst aggressiver Weise die anderen Personen – die Polizisten wie seine Bekannte – zu Schuldigen.

Ich habe im Beispiel von Herrn Müller erwähnt, dass dies ein Verhalten ist, das seit seiner Jugendzeit zu finden ist. Wie in Kapitel 1 dargestellt, ist dies für Persönlichkeitsstörungen typisch: Sie entwickeln sich von der Kindheit und Jugendzeit an und verfestigen sich im Laufe der Zeit immer mehr. Kein Wunder, dass Herr Müller sozial sehr isoliert lebt. Denn welche Angehörigen oder Bekannten lassen sich auf Dauer in dieser Art und Weise behandeln? Und es ist selbstverständlich, dass die Auseinandersetzung mit den Polizisten und dem Gericht negative Folgen für einen Menschen wie Herrn Müller hat. Dies wird nicht zuletzt daran sichtbar, dass die vom Gericht schließlich ausgesprochene Geldstrafe um etliches höher ist als das ursprüngliche Bußgeld.

Vielleicht haben Sie sich beim Beispiel von Herrn Müller gefragt, ob Menschen mit Borderline denn gar keine Selbstkritik kennen und keine Gewissensinstanz entwickelt haben, die ihnen sagt, dass auch sie selbst etwas falsch machen können und dass nicht alle Schuld nur bei den anderen liegt. Ein Verhalten wie das von Herrn Müller scheint die Antwort nahezulegen, diese Menschen hätten tatsächlich keine moralische Instanz, mit deren Hilfe sie ihr eigenes Verhalten kritisch prüfen könnten. Wie in Kapitel 1 ausgeführt, ist diese Tendenz, alle Schuld nur bei den anderen zu sehen, eine Haltung, die sich bereits in Kindheit und Jugend von Menschen mit einer Borderlinestörung zeigt.

Wir können indes keineswegs sagen, Menschen wie Herr Müller hätten keine Gewissensinstanz, an der sie ihr Verhalten ausrichten könnten. Bei genauerer Betrachtung von Menschen mit Borderline stellen wir vielmehr fest, dass sie im Gegenteil sogar ein überstrenges Gewissen haben und sich permanent schuldig fühlen. Da ein solcher Zustand letztlich jedoch unerträglich ist, haben sie zu ihrem Schutz die unbewusste »Technik« entwickelt, beim geringsten Konflikt den anderen Menschen die Schuld zuzuweisen und sich damit – so hoffen sie zumindest – von ihrem eigenen schlechten Gewissen zu befreien.

Der Kampf, den ein Mensch wie Herr Müller nach außen, gegen die Polizisten und seine Bekannte, führt, ist eigentlich ein verzweifelter, letztlich aber hoffnungsloser Kampf gegen die in ihm selbst bestehende massive Selbstkritik und seine eigenen Selbstentwertungstendenzen. Nur lassen sich diese durch ein noch so aggressives Verleugnen eigener Schuldanteile nicht zum Schweigen bringen, sie wenden sich vielmehr bei der nächsten Gelegenheit wieder umso heftiger gegen die eigene Person. Die Folge ist ein permanentes Verleugnen jeglicher Eigenbeteiligung beim Zustandekommen von Konflikten.

Welche Probleme bekommen Sie bei einem solchen Verhalten Ihres Angehörigen oder Ihrer Mitarbeiterin? Wie das Beispiel von Herrn Müller zeigt, geraten Sie in einer solchen Situation in die unangenehme Lage, als Person, die sich nichts hat zuschulden kommen lassen, unversehens angegriffen und beschuldigt und unter Umständen sogar beleidigt zu werden. Nicht immer gelingt es in einer solchen Situation, gelassen darauf zu reagieren wie Herrn Müllers Bekannte. Wie das Beispiel zeigt, trägt aber selbst eine solche Reaktion nicht zur Deeskalation bei. Menschen mit einer Borderline-Persönlichkeitsstörung nehmen – aufgrund ihres eigenen, sie permanent verurteilenden strengen Gewissens – auch den dezentesten Hinweis auf ihre Schuld wahr und reagieren heftig ablehnend darauf.

Eine Zeitlang versuchen Sie vielleicht, wie Herrn Müllers Bekannte, die Schuldfrage herunterzuspielen, ja räumen vielleicht sogar ein, es könnte tatsächlich sein, dass die Schuld bei Ihnen liegt. Auf Dauer geht dies aber nicht, und über kurz oder lang wird der Konflikt eskalieren.

Zum einen reicht es einem Menschen wie Herrn Müller nicht, dass Sie die Schuldfrage herunterspielen. So sieht Herr Müller selbst noch in dem Hinweis der Bekannten, die »paar Minuten« machten doch nichts, einen Vorwurf, auf den er höchst aggressiv reagiert. Es wäre auch keine Lösung, wenn Sie ungerechtfertigterweise die Schuld auf sich nähmen. Ein Mensch wie Herr Müller würde dies zwar mit sichtlicher Zufriedenheit aufnehmen und Ihnen unter Umständen noch den Vorwurf machen, »immer« würden Sie »solch ein Durcheinander veranstalten«. Letztlich aber weiß er, dass dies nicht die Realität ist.

Außerdem würden Sie ihn in seiner Neigung, die Realität zu seinen Gunsten umzudeuten, noch bestärken.

Auch wenn Sie selbst vielleicht eine Person sind, die gerne Konflikte vermeidet und sich wie Herrn Müllers Bekannte bemüht, andere nicht zu provozieren, wird unweigerlich der Moment kommen, in dem Sie nicht mehr fähig und auch nicht mehr bereit sind, weiterhin Ihre eigene Meinung zu unterdrücken und die Vorwürfe Ihres Gegenübers kommentarlos zu schlucken. Dies ist der Augenblick, in dem der Konflikt eskaliert – wie beim Zusammentreffen der Polizisten mit Herrn Müller. Sie spüren: »Es reicht mir! Ich lasse mir das nicht mehr bieten!« Und schon ist ein heftiger Streit zwischen Ihnen und Ihrem Gegenüber entbrannt. Oder Sie ziehen sich von einem Menschen wie Herrn Müller zurück, um sich – verständlicherweise – davor zu schützen, permanent als »Lügner« und »Schuldige« bezeichnet zu werden.

Stellen Sie sich einen Menschen wie Herrn Müller als Mitarbeiter in Ihrem Team vor. Auch wenn er vielleicht sehr gute Arbeit leistet, wird es da und dort nötig sein, ihn auf ein Versäumnis oder einen Fehler hinzuweisen. Wenn seine Reaktion darauf permanent die empörte Zurückweisung jeglicher Schuld ist, werden Sie zur Überzeugung kommen, dass er als Mitarbeiter nicht tragbar ist. Er wird ja typischerweise nicht nur sich selbst von jeglicher Schuld freisprechen, sondern andere Mitarbeitende als die »eigentlich Schuldigen« anklagen und damit die Atmosphäre im Team negativ beeinflussen, ja mitunter sogar total vergiften. Dies werden Sie als Teamleiter nicht tolerieren – dürfen –, da nun nicht nur der betreffende Mitarbeiter und Sie in den Konflikt verwickelt sind, sondern das ganze Team in Mitleidenschaft gezogen wird.

Die Konsequenz wird sein, einen Mitarbeiter wie Herrn Müller entlassen zu müssen. Dies wird indes nicht ohne weitere große Auseinandersetzungen vonstattengehen. Menschen mit einer Borderlinestörung fühlen sich in einer solchen Situation in ihrer Ansicht bestärkt, dass sie »wieder einmal« Opfer der bösen Umwelt sind, und werden sich mit allen Mitteln dagegen zur Wehr setzen, und dies mit der unter Umständen auch lautstark vertretenen Meinung, für ihr »Recht« kämpfen zu müssen. Unversehens verwandelt ein solcher Mensch die aus dem eigenen schlechten Gewissen resultierende, gegen sich selbst gerichtete Aggression in einen nach außen gerichteten Angriff, den er, unter Verleugnung der Realität, als »Selbstschutz« und »nötige Verteidigung« seiner eigenen Interessen deklariert.

Durch die Art, wie etwa Herr Müller auf den Tadel der Polizisten und den Entscheid des Gerichts reagiert, können heftige Konflikte entstehen, die letztlich zu Ungunsten des betreffenden Menschen mit Borderline ausgehen. Aber selbst dann wird er, wie Herr Müller, weiterhin darauf beharren, im Recht zu sein. So bleibt es im privaten wie im beruflichen Bereich stets bei einer solchen einseitigen Sicht von Recht und Unrecht und einer mitunter geradezu unerbittlichen Starrheit, mit der an der eigenen Sicht festgehalten wird.

Dadurch kehren sich die Rollen komplett um: Sie, das eigentliche *Opfer* der Aggression des Menschen mit der Borderlinestörung, werden plötzlich als *Aggressor* bezeichnet, und der andere deklariert sich als Opfer, das ein Recht darauf habe, sich gegen Sie und die von Ihnen geäußerten »Unverschämtheiten« zu »wehren«. Dass dies bei Ihnen Ärger und Wut auslöst, ist sehr verständlich.

Vielleicht fühlen Sie sich durch diese Rollenumkehr aber auch total an die Wand gedrückt und reagieren darauf mit Hilflosigkeit und *Angst* vor der von Ihrem Gegenüber ausgehenden Aggression, wie das folgende Beispiel illustrieren soll.

Frau Schmitz (Mitte 20) hatte die Fähigkeit, alles »Böse« draußen zu sehen und sich stets als Opfer einer rücksichtslosen Umgebung zu präsentieren, bis zur Perfektion getrieben. Trotz ihrer hohen Intelligenz hatte sie die Hauptschule nur mit erheblichen Schwierigkeiten durchlaufen. Zweimal hatte sie wegen ihrer schlechten Leistungen Klassen wiederholen müssen. Schon in der Schulzeit war ihre Neigung zutage getreten, sich, sobald sie auch nur ansatzweise eine Kritik spürte, durch einen Gegenangriff zur Wehr zu setzen.

Einige Male hatte der Rektor der Schule ihr sogar angedroht, sie vom Unterricht auszuschließen, wenn sie nicht aufhöre, bei jeder schlechten Note, die sie sofort als »ungerecht« zurückwies, die Lehrer in endlose Diskussionen zu verwickeln. Diese endeten stets mit dem wütenden Hinweis von Frau Schmitz an die betreffenden Lehrer: »Sie meinen, mit mir können Sie das machen. Immer werde ich schlechter benotet als die anderen. Ich lasse mir das nicht bieten! Machen Sie mal erst Ihren Job richtig, dann können Sie weiter mit mir diskutieren. Sie spinnen ja!« Mit diesen Worten rannte sie jedes Mal, die Klassentür laut hinter sich zuschlagend, aus dem Raum.

Es ist nicht verwunderlich, dass Frau Schmitz nach Abschluss der Schule in der Lehre als Friseurin von Anfang an enorme Probleme hatte. Ihre Lehrmeisterin oder ihre Kolleginnen konnten nicht das Geringste kritisch anmerken, ohne dass es bei ihr zu einem heftigen Wutausbruch kam. Schon vor Ende der Probezeit entließ die Lehrmeisterin aufgrund einer solchen Auseinandersetzung Frau Schmitz.

Auch im privaten Bereich zeigte sich das gleiche Verhalten. Schon in der Schule waren nie echte Freundschaften zu Mitschülerinnen oder Mitschülern entstanden. Alle hatten sich über kurz oder lang von Frau Schmitz zurückgezogen mit dem Argument: »Das lasse ich mir nicht bieten. Man kann nichts in Ruhe mit ihr besprechen. Sofort wird sie wütend und greift einen an. Sie ist immer die Gute, und wir anderen sind die Bösen.«

Nach Abbruch der Lehre hatte Frau Schmitz in einer Disco, in die sie regelmäßig ging, einen jungen Mann kennengelernt. Er war total begeistert von ihr, und sie zeigte sich ihm anfangs auch nur von ihrer besten Seite. Zu einer ersten heftigen, für den Freund völlig unerwarteten Auseinandersetzung kam es aber bereits nach wenigen Wochen, als er beiläufig erwähnte, sie solle doch versuchen, in einem anderen Friseursalon eine Lehrstelle zu finden. Empört wendete sich Frau Schmitz gegen den Freund mit den Worten: »Behalt deine blöden Kommentare für dich! Ich weiß selbst, was ich tue. Ich lasse mich nicht noch einmal von so einer blöden Kuh wie meiner früheren Chefin schikanieren!«

Der Freund war völlig perplex, weil er einen solchen aggressiven Ausbruch überhaupt nicht erwartet hatte. In der Annahme, es sei aber doch möglich, vernünftig mit Frau Schmitz zu sprechen, versuchte er ihr klarzumachen, dass er ihr durch seinen Hinweis doch nur Mut habe zusprechen wollen. »Ich kritisiere dich doch gar nicht. Ich will dir nur helfen.« Diese Entgegnung des Freundes löste einen neuen Wutanfall von Frau Schmitz aus. Sie sprang auf und verließ grußlos das Café, in dem sie sich mit dem Freund getroffen hatte. Er blieb völlig irritiert zurück und brauchte etliche Zeit, bis er sich wieder gefasst hatte.

Da er glaubte, Frau Schmitz sei an diesem Tag aus irgendeinem ihm nicht bekannten Grund »schlecht drauf« gewesen, schickte er ihr mehrere SMS, entschuldigte sich und bat sie, die Sache »noch einmal in Ruhe« mit ihm zu besprechen. Er habe sie doch nicht kränken wollen und verstehe gar nicht, warum sie so wütend geworden sei.

Frau Schmitz antwortete indes weder auf seine SMS noch nahm sie seine diversen Anrufe an, mit denen er sie an diesem wie an den folgenden Tagen zu erreichen versuchte. Nach einigen Tagen trafen sich die beiden zufällig in der Disco, in der sie sich kennengelernt hatten. Hocherfreut ging der Freund auf Frau Schmitz zu und bat sie, doch nicht mehr böse mit ihm zu sein. Er habe sie sehr gern und fände es schlimm, wenn ihre Beziehung an »so einem dummen Streit« zerbrechen würde. Bei der Erwähnung des »dummen Streits« warf Frau Schmitz ihrem Freund einen aggressiven, warnenden Blick zu, und er ging sofort zu anderen, unverfänglichen Themen über.

Die Krise schien überwunden zu sein, und Frau Schmitz und ihr Freund trafen sich wieder regelmäßig. Schon bald aber kam es zu einer neuen, noch heftigeren Auseinandersetzung anlässlich der Planung gemeinsamer Skiferien. Frau Schmitz hatte mehrfach erwähnt, sie habe sich schon immer gewünscht, einmal Skiferien in Österreich zu verbringen. Ihr Freund willigte sofort ein, und sie begannen, Kataloge mit Angeboten für Skiurlaube anzuschauen. Die Wahl fiel schließlich auf St. Anton am Arlberg, da Frau Schmitz unbedingt dorthin wollte. Der Freund wäre eigentlich lieber in einen Ort in den französischen Alpen gefahren. Frau Schmitz hatte dies aber vehement mit dem Argument abgelehnt, sie könne nicht Französisch sprechen und wäre dann, um sich zu verständigen, total auf den Freund angewiesen.

Der Freund buchte daraufhin die Reise und das Hotel. Zwei Wochen vor Urlaubsbeginn erwähnte der Freund, ein Arbeitskollege habe ihm begeistert von einem Ort in den französischen Alpen erzählt. Vielleicht könnten sie den Skiurlaub im nächsten Jahr ja dort verbringen. Voller Wut fiel ihm die Freundin ins Wort: Warum habe er denn eine Reise nach St. Anton gebucht? Sie habe nie dorthin gewollt. Ihr wäre ein Ort in den französischen Alpen viel lieber gewesen. Sie habe gehört, dass dort ein viel besseres Skigebiet sei als in St. Anton. »Aber klar: Ich muss mich ja immer nach dir richten!«

Verärgert antwortete der Freund, sie sei es doch gewesen, die unbedingt nach St. Anton gewollt habe. Er hätte ja eigentlich einen Ort in den französischen Alpen bevorzugt. Nicht sie habe sich nach ihm gerichtet, sondern er nach ihr. »Jetzt drehst du mir wieder mal das Wort im Munde herum!«, entgegnete sie wütend. »Immer bin ich schuld. Du hast die Reise gebucht, und du setzt immer deinen Willen durch. Mich fragt ja niemand, was ich möchte!«

Der Streit eskalierte immer mehr, da der Freund nach etlichen ähnlichen Diskussionen, die sie in den vergangenen Monaten geführt hatten, langsam genug hatte. Immer wieder hatte Frau Schmitz ihm in solchen Situationen die Schuld an etwas zugewiesen, was eigentlich sie getan und gewollt hatte. Er gab deshalb diesmal nicht nach, sondern blieb dabei, dass es ihr Wunsch gewesen sei, nach St. Anton zu fahren, und dass er sich nicht die Schuld daran zuschieben lasse.

Voller Wut rannte Frau Schmitz schließlich weg und schrieb dem Freund unmittelbar darauf eine SMS: Er solle hinreisen, wohin er wolle. Sie würde nicht mitfahren. Sie wolle ihn auch nie mehr treffen. Sie lasse es sich nicht bieten, immer als Schuldige hingestellt zu werden. Tatsächlich war dies das Ende der Beziehung zwischen Frau Schmitz und ihrem Freund.

Dies ist eine Situation, die in den Beziehungen von Menschen mit Borderline und ihren Bezugspersonen immer wieder vorkommt – im privaten wie im beruflichen Bereich. Wie die Reaktionen der Klassenkameradinnen und -kameraden, der Chefin und des Freundes von Frau Schmitz zeigen, hat die Neigung von Menschen mit Borderline, alles »Böse« draußen zu sehen, für sie selbst verhängnisvolle Folgen, da sich alle früher oder später von ihnen zurückziehen. Wie schnell dies geschieht und welche Gefühle dabei die Bezugspersonen haben, hängt wesentlich von der sozialen Situation und der Intensität der Beziehung ab.

Die Chefin, die erst kurze Zeit mit Frau Schmitz zu tun hatte und deren Hauptaugenmerk darauf lag zu schauen, ob sich Frau Schmitz als Auszubildende eignet, hatte keine große Mühe, ihr mitzuteilen, dass eine Lehre in ihrem Friseursalon nicht in Frage kommt. Die Chefin war verständlicherweise verärgert wegen der Wutausbrüche von Frau Schmitz. Aber sie stand in keiner persönlichen Beziehung zu ihr.

Schwieriger war es schon für die Schulkameradinnen und -kameraden. Sie hatten zum Teil über Jahre hin Kontakt zu Frau Schmitz gehabt und waren ihr deshalb emotional näher gewesen als die Chefin. Wie geschildert, hatten aber auch sie sich zunehmend von ihr zurückgezogen, als sie merkten, dass keine vernünftige Diskussion mit ihr möglich war und Frau Schmitz bei Konflikten immer nur den anderen die Schuld zuschob.

Am meisten litt der Freund von Frau Schmitz. Er stand in einer engen emotionalen Beziehung zu ihr, und ihn traf deshalb ihre Neigung, ihn immer wieder zum Schuldigen zu machen, am schmerzhaftesten. Er bemühte sich zwar immer wieder, die Situation nicht eskalieren zu lassen und die Schuldfrage herunterzuspielen, z. B. als Frau Schmitz sich dadurch angegriffen fühlte, dass er ihr riet, sich in einem anderen Friseursalon zu bewerben. Auch durch sein entgegenkommendes Verhalten, als Frau Schmitz nach dem Streit mit ihm auf seine SMS und Anrufe nicht reagiert hatte, versuchte er, sich nicht mehr in Auseinandersetzungen darüber, wer an was »schuld« sei, verwickeln zu lassen. Das Beispiel zeigt aber, dass es bei manchen Menschen mit einer Borderlinestörung, die alles »Böse« immer nur bei den anderen sehen, letztlich unmöglich ist, in Frieden mit ihnen zu leben.

Gerade wenn Sie als Angehöriger, Freundin oder Freund in einer engen persönlichen Beziehung zu einem solchen Menschen stehen, können Sie nicht sachlich-kühl wie die Chefin von Frau Schmitz reagieren. Sie werden sich auch nicht ohne große emotionale Beteiligung von dieser Person distanzieren können, wie es die Schulkameradinnen und -kameraden von Frau Schmitz getan haben.

Wenn Ihnen der Mensch mit einer Borderlinestörung persönlich nahesteht, werden Sie vielmehr wie der Freund von Frau Schmitz reagieren und die im Beispiel geschilderten Phasen durchlaufen: nach Beschwichtigungsversuchen sich vielleicht bemühen, sich gar nicht auf eine Auseinandersetzung einzulassen und die Vorwürfe zu »überhören«, bis Sie schließlich »genug« haben und Ihr Ärger und Ihre eigene Verletztheit so groß sind, dass Sie sich gegen die völlig ungerechtfertigten Vorwürfe und die Verleugnung der Realität zur Wehr setzen.

Genau dies ist der Moment, in dem Sie ein weiterer, wiederum völlig ungerechtfertigter Vorwurf treffen wird: Immer sei die Person mit der Borderlinestörung das Opfer, mit dem andere – in diesem Fall: Sie – »rücksichtslos« umsprängen.

Wenn Sie an dieser Stelle des Konflikts nicht selbst die Beziehung abbrechen, wird das in den meisten Fällen Ihr Angehöriger oder Freund tun und Ihnen vorwerfen, er lasse sich ein solches Verhalten von Ihnen nicht bieten. Immer werde er zum Schuldigen gemacht, und Sie würden sich als makellos darstellen. In einem solchen Moment taucht in Ihnen unter Umständen das Gefühl auf, Sie hätten vielleicht doch großzügiger, weniger rechthaberisch oder in anderer Weise entgegenkommender sein sollen.

Dies ist eine weitere Schwierigkeit, mit der Menschen mit Borderline uns konfrontieren: Sie wehren sich nicht nur gegen ihr eigenes schlechtes Gewissen, indem sie die anderen zu Schuldigen erklären, sondern sie lösen in den Bezugspersonen schließlich sogar Schuldgefühle aus, obwohl diese sich absolut nichts haben zuschulden kommen lassen. Menschen mit einer Borderline-Persönlichkeitsstörung »delegieren« gleichsam ihr eigenes schlechtes Gewissen an andere und versuchen, sich auf diese Weise von den eigenen Schuldgefühlen zu befreien. Unversehens haben nun plötzlich Sie ein Problem, indem Sie sich mit Schuldgefühlen herumschlagen müssen, die Sie eigentlich gar nichts angehen.

Es ist wichtig, dass Sie in einer solchen Situation den »Kopf über Wasser« behalten und sich klarmachen: Nicht Sie haben die Realität umgedeutet und die Rollen von Schuldigem und Beschuldigtem vertauscht und aggressiv auf die Klärungsversuche reagiert, sondern Ihr Angehöriger oder Ihre Freundin. Mitunter kann sich zwischen Ihnen eine Art Katz-und-Maus-Spiel etablieren, und von Seiten Ihres Angehörigen kann die Beziehung zu Ihnen ausgesprochen sadistische Züge annehmen. In einer solchen, Sie emotional sehr belastenden Situation ist es für Ihr eigenes Wohlbefinden wichtig, dass Sie die Realität wahrnehmen und erkennen, dass Ihnen Schuldgefühle zugeschoben werden, die jeglicher Grundlage entbehren und nichts mit Ihnen zu tun haben.

Dies ist nicht immer einfach, da Menschen mit einer Borderlinestörung oft geradezu meisterhaft die Realität verwischen und zu ihren Gunsten umdeuten können. Mitunter erreicht dies ein solches Ausmaß, dass die Bezugspersonen an ihrer eigenen Wahrnehmung zu zweifeln beginnen und dadurch leicht Opfer des an sie delegierten schlechten Gewissens werden. Wie im Kommentar zum Beispiel von Herrn Müller geschildert, ist es in einer solchen Situation hilfreich, die Situation mit einer anderen, unbeteiligten Person zu besprechen.

Falls nötig, sollten Sie zur weiteren Klärung aber auch fachliche Hilfe in Anspruch nehmen. Dies gilt insbesondere dann, wenn es um eine Beziehung geht, die Ihnen viel bedeutet, und Sie deshalb erheblich unter dem Verhalten Ihrer Freundin oder Ihres Partners leiden.

Auf den Punkt gebracht

- Die Tendenz, alles »Böse« bei anderen zu sehen, ist weit verbreitet. Menschen mit einer Borderlinestörung neigen jedoch in extremem Ausmaß dazu.
- Dieser Haltung liegt nicht etwa eine mangelnde Gewissensinstanz zugrunde, sondern im Gegenteil ein überstrenges Gewissen, von dem sich die Betreffenden durch die Projektion aller Schuld auf andere zu befreien suchen.
- Für Ihre Beziehung zueinander bedeutet dies, dass Sie oftmals für Dinge, mit denen Sie gar nichts zu tun haben, für schuldig erklärt werden.
- Oft werden Sie in die Rolle des Täters bzw. der Täterin gedrängt, obwohl Sie eigentlich Opfer sind.
- Ihre Reaktionen darauf können Ärger und Wut, aber auch Hilflosigkeit und Angst sein.
- Menschen mit einer Borderlinestörung delegieren in sozialen Konfliktsituationen häufig ihr eigenes schlechtes Gewissen an Sie als Angehörigen oder Freundin.
- Es ist wichtig, dass Sie in solchen Situationen die Realität sehen: Nicht Sie sind schuld an etwas, sondern Ihr Angehöriger oder Ihre Freundin.

- Hilfreich kann in dieser Situation ein Gespräch mit einer dritten Person sein. Unter Umständen sollten Sie auch fachliche Hilfe suchen.

4. »Mal ist er total geknickt, dann wieder arrogant und hochtrabend …«

Eines der Hauptmerkmale von Menschen, die an einer Borderline-Persönlichkeitsstörung leiden, ist ihr Schwanken zwischen extremen Minderwertigkeitsgefühlen einerseits und einem arroganten Verhalten andererseits. Wir sind sonst daran gewöhnt, dass Menschen entweder eher scheu und schüchtern sind oder selbstbewusst und sich gerne in Szene setzen. Dass beide Wesenszüge beim gleichen Menschen zu finden sind, verwirrt uns, zumal bei Borderline-Persönlichkeiten oft plötzlich die eine Seite in den Hintergrund tritt und unvermittelt die andere hervorbricht.

Herr Baum, ein 45-jähriger Volkswirt in einem großen Industriebetrieb, war ein sehr zurückhaltender, höflicher Mann. Er grüßte die Mitarbeitenden freundlich, wenn er morgens durch die Gänge des Bürogebäudes ging, erkundigte sich regelmäßig bei ihnen, wie es ihnen und ihren Familien gehe, und bemühte sich in geschickter Weise, Konflikte im Team zur Zufriedenheit aller Beteiligten zu lösen. Alle, die beruflich mit ihm zu tun hatten, beschrieben ihn als äußerst angenehmen Mitarbeiter, der durch sein einnehmendes Wesen schnell die Sympathien aller gewann.

Vor kurzem war es indes zu einem Zwischenfall gekommen, den niemand aus Herrn Baums Umgebung verstand. Einige Mitarbeiterinnen, die davon erfuhren, waren sogar der Ansicht, es sei gar nicht Herr Baum, sondern eine andere Person gemeint, da es ihnen unvorstellbar erschien, dass Herr Baum sich »so« verhalten habe.

Herr Baum hatte seit einiger Zeit seiner Sekretärin Frau Meiner, einer 25-jährigen Frau, ab und zu ein kleines Blumensträußchen auf ihren Schreibtisch gestellt. Sie hatte dies als Ausdruck seiner kollegialen, wertschätzenden Haltung ihr gegenüber interpretiert, aber nicht im Entferntesten daran gedacht, dahinter tiefere Gefühle ihr gegenüber zu vermuten.

An einem Abend, als Frau Meiner länger als üblich arbeiten musste, um noch rechtzeitig einen Bericht fertigzustellen, fragte Herr Baum sie sichtlich nervös, ob er sie noch zu einem Abendessen einladen dürfe. Die Sekretärin bedankte sich für die Einladung, lehnte sie aber mit dem Hinweis ab, sie habe sich mit ihrem Freund verabredet, der sie gleich abholen werde. Herr Baum zuckte bei der Erwähnung des Freundes zusammen, wiederholte seine Frage und fügte hinzu, ob sie dem Freund nicht absagen und den Abend mit ihm verbringen könne.

Frau Meiner nahm seine Enttäuschung wahr und versuchte ihm höflich, aber doch deutlich klarzumachen, dass eine private Beziehung zu ihrem Chef für sie nicht in Frage komme. Unvermittelt veränderte sich der zuvor freundliche Gesichtsausdruck von Herrn Baum. Wütend stieß er hervor, sie solle froh sein, dass er sich als Chef für sie interessiere. Wer sei sie denn, dass sie sich die Frechheit erlaube, seine Einladung abzulehnen? »Du bist doch nur eine kleine, völlig unwichtige Tippse!«

Frau Meiner glaubte ihren Ohren nicht zu trauen. Niemals hätte sie Herrn Baum je eine solche Reaktion zugetraut. Als sie den ersten Schock überwunden hatte, forderte sie ihn höflich, aber bestimmt auf, doch wenigstens die Form zu wahren und sie nicht zu beleidigen. Dies führte indes nicht zur Beruhigung von Herrn Baum, sondern löste einen noch heftigeren Wutanfall bei ihm aus. Er schrie sie mit wutverzerrtem Gesicht an und beschimpfte sie in übelster Weise. Dabei kam er ihr bedrohlich nahe, so dass sie voller Angst vor ihm zurückwich und schließlich fluchtartig das Büro verließ.

Am nächsten Morgen erschien Frau Meiner nicht zur Arbeit und erstattete der Personalabteilung Meldung von dem Vorfall, der sie zutiefst erschüttert hatte. Die Personalchefin traute ihren Ohren nicht, als sie den Bericht hörte, und war überzeugt, die Sekretärin übertreibe maßlos. »So etwas würde Herr Baum nie tun. Das passt überhaupt nicht zu ihm«, war ihr Kommentar. Um die Situation zu klären, bat sie Herrn Baum um ein Gespräch. Anfangs war er in gewohnter Weise höflich und eher scheu und verwies darauf, »so etwas« würde er nie tun. Er verstehe nicht, warum seine Sekretärin ihm so etwas »anhänge«.

Je länger die Personalchefin jedoch mit ihm sprach, desto gereizter reagierte Herr Baum. Als sie vorschlug, zur vollständigen Klärung des Konflikts ein Gespräch mit Frau Meiner und Herrn Baum zusammen zu führen, sprang er auf und schrie sie an, er lasse sich eine solche Behandlung nicht bieten. »Ich gehöre zum Kader dieser Firma. Sie haben mir überhaupt nichts vorzuschreiben! Ich werde dafür sorgen, dass Ihre Tage in dieser Firma gezählt sind!« Hatte die Personalchefin bis jetzt immer noch bezweifelt, dass Herr Baum so unverschämt zu seiner Sekretärin gewesen war, wie diese es ihr berichtet hatte, so war ihr nun, als er sich ihr gegenüber in gleicher Weise verhielt, klar, dass Frau Meiner absolut nicht übertrieben hatte. Ehe sie noch auf seine Unverschämtheiten reagieren konnte, hatte Herr Baum den Raum, laut schimpfend, verlassen.

Obschon die Personalchefin Stillschweigen über die Auseinandersetzung mit Herrn Baum bewahrte, sprach sich sein für alle, die ihn kannten, völlig unverständliches Verhalten in kürzester Zeit in der Firma herum. Der übereinstimmende Kommentar war: »Das hätte ich ihm nie zugetraut. Das passt doch gar nicht zu ihm.«

»Das passt doch gar nicht zu ihm/ihr« – mit dieser Formulierung ist genau das beschrieben, was die Bezugspersonen von Menschen mit einer Borderlinestörung erleben. Sie sehen sich mit zwei eigentlich unvereinbaren Persönlichkeitszügen konfrontiert: auf der einen Seite Höflichkeit und ein eher scheues Verhalten und auf der anderen Seite Unverschämtheit und Arroganz. So unterschiedlich diese beiden Verhaltensweisen auch sind, besteht zwischen ihnen doch eine enge Beziehung: Wie in Kapitel 1 beschrieben, verfügen Menschen mit Borderline häufig über ein nur geringes Selbstwertgefühl. Sie leiden unter ausgeprägten Selbstzweifeln und stehen unter dem Eindruck, alles falsch zu machen und von allen verachtet zu werden.

Die Selbstwertstörung solcher Menschen hat ihren Ursprung darin, dass sie in der Kindheit keine Wertschätzung und keine bedingungslose Akzeptanz von Seiten ihrer Bezugspersonen erlebt haben. Häufig wurden sie in ihren Herkunftsfamilien Opfer von Gewalt oder sozialer und emotionaler Vernachlässigung. Die Folge ist die Ausbildung eines negativen Selbstbildes. Diesen Menschen fehlt ein sie tragendes, ihnen Sicherheit vermittelndes Vertrauen in die eigene Person und in die ihnen nahestehenden Menschen.

Beruflich und sozial mögen Menschen wie Herr Baum erfolgreich sein, doch tief in ihrem Innern bestehen bohrende Selbstwertzweifel, die ihnen permanent suggerieren, sie seien ungeliebt und unfähig. Um ihre Selbstachtung zu retten und dem nagenden Minderwertigkeitsgefühl entgegenzuwirken, stellen sie extrem hohe, letztlich nie zu erfüllende Anforderungen an sich selbst und versuchen durch ein oft übertrieben höfliches Verhalten (mit dem sie sich liebenswert machen möchten), ihre Minderwertigkeitsgefühle zu kompensieren.

Ein weiterer Ausdruck ihrer Selbstwertstörung zeigt sich bei Menschen mit einer Borderlinestörung darin, dass sie geradezu panikartig reagieren, wenn sie in eine Situation geraten, in der sie sich hilflos und ohnmächtig fühlen. Dies ist eine Folge der Erfahrungen, die sie in der Kindheit gemacht haben, in der sie hilflos mächtigen, gewalttätigen Erwachsenen ausgeliefert waren. Wann immer später in ihrem Leben Situationen auftreten, in denen sie derartige Gefühle der Ohnmacht spüren, kommt es bei diesen Menschen zu aggressiven Ausbrüchen. Diese Reaktionsform ist gleichsam eine Flucht nach vorne, indem der Betreffende durch den Wutanfall oder die aggressive Handlung aus der Situation der Ohnmacht ausbricht und sich in die Aktivität stürzt. Dadurch rettet er sein Selbstwertgefühl, weil er in einem solchen Moment den Eindruck hat, er sei nicht mehr ein hilfloses Opfer (wie seinerzeit in der Kindheit), sondern beherrsche die Menschen seiner Umgebung.

Die Tragik solcher Menschen mit Borderline liegt darin, dass sie mit all diesen Maßnahmen ihre zentralen Selbstwertprobleme nicht zu lösen vermögen. In Situationen, in denen sie ihren Selbstwert in Frage gestellt fühlen (wie im Beispiel, als Herr Baum von seiner Sekretärin zurückgewiesen wird), kommt es häufig zu einem Ausbruch von Wut und Hass gegen die Menschen, von denen sie sich missachtet fühlen. Der Kampf gegen die Bezugspersonen ist jedoch letztlich ein Kampf, den die Menschen mit einer Borderlinestörung gegen die entwertenden Stimmen in ihrem eigenen Innern führen. Es liegt auf der Hand, dass dies keine Lösung ist, sondern, wie das Beispiel zeigt, neue Probleme schafft.

Als Angehöriger oder Freundin befinden Sie sich in der unangenehmen und höchst irritierenden Situation, ein Gegenüber mit zwei völlig verschiedenen Gesichtern zu haben: höflich und scheu auf der einen Seite und arrogant und aggressiv auf der anderen. Bei der äußerst geringen Frustrationstoleranz von Menschen mit einer Borderline-Persönlichkeitsstörung besteht permanent die Gefahr, dass Sie unverhofft Opfer massiver aggressiver Attacken werden, sobald sich

Ihr Angehöriger auch nur im Geringsten in seinem Selbstwertgefühl in Frage gestellt fühlt.

Wie das Beispiel von Herrn Baum zeigt, müssen dies keineswegs ernsthafte Kränkungen sein. Subjektiv empfindet ein Mensch mit einer Borderlinestörung schon eine geringfügige Zurückweisung oder ein nicht sofortiges Eingehen auf seine Wünsche als schwere Kränkung, auf die er, wie Herr Baum, mit massiven Aggressionen reagiert. Charakteristischerweise artikuliert sich die Aggression oft in verletzenden, entwertenden Äußerungen den Bezugspersonen gegenüber.

Die große Irritation, die Sie als Angehöriger oder Freundin eines Menschen mit Borderline erleben, rührt nicht nur daher, dass Sie einer Person gegenüberstehen, die zwei völlig konträre Gesichter hat. Äußerst unangenehm ist auch, dass Sie sich mitunter wie auf einem Vulkan fühlen, der jeden Moment ausbrechen kann. Es sind ja nicht nur bestimmte Konfliktsituationen, die einen Wut- und Hassausbruch zur Folge haben. Es können vielmehr irgendwelche – für Außenstehende völlig geringfügig erscheinende – Ereignisse sein, z. B. wenn Sie nicht sofort begeistert auf einen Vorschlag eingehen, eine kritische Bemerkung machen oder auch eine Ihrem Angehörigen nicht gefallende emotionale Reaktion zeigen – und schon prasselt wie aus heiterem Himmel eine Hasstirade auf Sie nieder, oder es kann sogar zu körperlicher Gewalt kommen.

Die Folge ist bei Ihnen leicht das Gefühl einer großen Verunsicherung, wie Sie sich verhalten sollen. Jede Ihrer Handlungen und Äußerungen kann für einen Menschen wie Herrn Baum falsch sein. Selbst wenn Sie noch so umsichtig und einfühlsam mit Ihrem Angehörigen umgehen, können Sie nie sicher sein, dass Sie unwissentlich nicht doch »ins Fettnäpfchen« treten und sich dadurch seine Wut zuziehen.

Dieses permanente Gefühl eines »Tanzes auf dem Vulkan« ist auf die Dauer außerordentlich belastend. Mitunter zweifeln Sie vielleicht sogar an Ihrer eigenen Wahrnehmung, weil Ihr Angehöriger sich nach einem aggressiven Ausbruch eventuell plötzlich wieder als der liebenswerte, scheue Mensch zeigt wie früher. Unter Umständen tut er Ihnen sogar leid, weil Sie ihn durch ein unbedachtes Wort oder ein ihn verletzendes Verhalten so tief gekränkt haben. Dies ist eine besonders zermürbende Situation, da nicht nur Ihr Angehöriger die Rollen verkehrt, indem er Sie zum Aggressor und sich zum hilflosen Opfer macht, sondern weil Sie selbst genau das Gleiche tun und sich mit Schuldgefühlen quälen, die jeder Grundlage entbehren.

Wie können Sie mit einer solchen schwierigen Situation umgehen? Dies ist relativ einfach, wenn Sie gefühlsmäßig eine recht große Distanz zu dem Menschen mit einer Borderlinestörung haben, wie beim Beispiel der Chefin von Frau Lutz (im Kapitel »Böse sind immer nur die anderen«) deutlich wurde. Zwar wird Sie die unverhofft gegen Sie gerichtete Aggression auch dann verwirren, kränken und wütend machen. Sie haben es aber leichter, sich von dieser Person zu distanzieren, als wenn es Ihre Tochter oder Ihr Partner ist.

Je enger und emotional bedeutsamer die Beziehung ist, desto schwieriger wird es für Sie, sich zu schützen, indem Sie Abstand halten. Der tägliche Umgang miteinander kann zur Tortur für Sie werden, vor allem, wenn Sie einem Wechselbad von liebevollem und aggressivem Verhalten ausgesetzt sind und nie wissen, wann es wieder zu einem Gefühlsumschlag kommt.

Besonders prekär kann Ihre Lage sein, wenn Sie sich in einem Abhängigkeitsverhältnis zu Ihrem kranken Angehörigen befinden, etwa wenn Sie als junger Mensch auf die materielle und/oder emotionale Unterstützung Ihrer Mutter oder Ihres Vaters, die unter einer Borderlinestörung leiden, angewiesen sind. Oder wenn Sie Partnerin eines Mannes mit Borderline sind. In diesen Fällen kann es zu einem Sie sehr belastenden »Katz-und-Maus-Spiel« zwischen Ihnen kommen, indem Ihr Angehöriger Sie manipuliert und rücksichtslos seine Macht über Sie ausspielt. Je abhängiger Sie real sind, desto schwieriger wird es für Sie, sich erfolgreich zur Wehr zu setzen.

Eine andere Verhaltensweise, die sich häufig bei Menschen mit einer Borderlinestörung und großen Selbstwertproblemen findet, ist die Entwertung anderer Menschen, um die eigene Position zu erhöhen. Um die eigene Unsicherheit und die quälenden Minderwertigkeitsgefühle zu kompensieren, versuchen Menschen mit Borderline andere Menschen zu beherrschen und ihnen zu demonstrieren, wie mächtig sie selbst und wie verachtenswert die anderen sind. Auch Herr Baum verwendet diese Strategie, indem er seine Sekretärin Frau Meiner in verletzender Weise herabsetzt: »Du bist doch nur eine kleine, völlig unwichtige Tippse.« Auch gegenüber der Personalchefin setzt er die Entwertung als Mittel ein, um seinen Status zu erhöhen und damit sein Selbstwertgefühl in einer für ihn peinlichen Situation zu retten: »Ich werde dafür sorgen, dass Ihre Tage in dieser Firma gezählt sind!«

Auch die Manipulation anderer Menschen ist eine Verhaltensweise, die Menschen mit einer Borderlinestörung und großen Selbstwertproblemen oft einsetzen. Das folgende Beispiel möge dies veranschaulichen.

Frau Steiner war in Hinsicht Manipulation eine wahre Meisterin. Auf sehr subtile Weise gelang es ihr, die Menschen ihrer Umgebung so zu beeinflussen, dass sie sich genau so verhielten, wie sie es wollte. Zumeist merkten es die Betreffenden anfangs gar nicht, dass sie von ihr manipuliert wurden. Frau Steiner zeigte sich ihnen von ihrer freundlichsten Seite und bat mit charmantem Lächeln um diese oder jene »kleine Gefälligkeit«. Doch zunehmend wurde sie fordernder und setzte regelmäßig nach einiger Zeit erpresserische Methoden ein, um sich ihre Angehörigen und Freunde gefügig zu machen.

Besonders unangenehm war es, dass sie dabei auch rücksichtslos Informationen, die ihr jemand persönlich anvertraut hatte, benutzte, um die eine Person gegen die andere auszuspielen. Das Ziel solcher Intrigen war stets das gleiche: Es ging Frau Steiner darum, sich in eine überlegene Position zu bringen. Sie genoss in solchen Augenblicken die Macht, die sie ausübte, und versuchte damit ihre Selbstwertprobleme zu kompensieren.

Eine für ihr Verhalten typische Situation war die folgende: Frau Steiners Vorgesetzte empfand große Sympathie für sie, da Frau Steiner sich beruflich sehr engagierte und der Chefin gegenüber außerordentlich freundlich und hilfsbereit war. So entstand im Verlauf der Zeit ein fast freundschaftliches Verhältnis zwischen den beiden Frauen. Bei einem der Mitarbeitergespräche, das die Vorgesetzte mit Frau Steiner führte, wies diese darauf hin, dass ihr nach Erfüllung aller definierten Jahresziele nun vielleicht doch eine Gehaltserhöhung zustehe. Die Chefin blieb indes zurückhaltend und meinte, sie werde schauen, was sie tun könne.

In den nächsten Monaten wich Frau Steiner nicht von der Seite ihrer Vorgesetzten und las ihr gleichsam jeden Wunsch von den Augen ab. Auf diese Weise machte sie sich geradezu unentbehrlich für die Chefin, die

Frau Steiner mehr und mehr Kompetenzen überließ. Darunter waren sogar Aufgaben, die eigentlich ihr allein als der Vorgesetzten vorbehalten waren.

So freundlich und loyal Frau Steiner sich ihrer Chefin gegenüber verhielt, so negativ äußerte sie sich über die Vorgesetzte im Gespräch mit ihren Kolleginnen. Wo immer sich eine Gelegenheit bot, zog sie über die Arbeit der Vorgesetzten her. Im Gespräch mit der Vorgesetzten wiederum ließ sie kein gutes Haar an ihren Kolleginnen und scheute sich nicht, der Chefin negative Dinge aus deren Privatleben mitzuteilen, die ihre Kolleginnen ihr im Vertrauen auf ihre Verschwiegenheit erzählt hatten. Außerdem hinterbrachte sie der Vorgesetzten kritische Äußerungen der Mitarbeiterinnen über die Chefin. Dabei nahm sie es mit der Wahrheit keineswegs genau und übertrieb etliches enorm, um auf diese Weise ihre Kolleginnen bei der Chefin in ein schlechtes Licht zu rücken.

So schuf Frau Steiner eine Atmosphäre von Rivalität und Missgunst im Team und baute zielstrebig ihre Machtposition immer weiter aus. Da sie der jeweils mit ihr sprechenden Person den Eindruck vermittelte, sie stünde ihr besonders nahe, öffnete diese sich ihr gegenüber immer mehr und lieferte Frau Steiner Informationen, die sie bei der ersten sich bietenden Gelegenheit gegen die andere Person verwendete. Sie hatte von sich selbst dabei das Bild einer Spinne, die ein kunstvolles Netz gebaut hatte und nun nur noch geduldig darauf warten musste, dass ihre Beute im Netz zappelte.

Mit derartigen Verhaltensweisen versuchen Menschen mit einer Borderlinestörung, ihre Selbstwertprobleme in den Griff zu bekommen, indem sie sie durch Machtdemonstrationen zu kompensieren trachten. Letztlich geht die Situation aber zu ihrem eigenen Nachteil aus: Ähnlich wie bei Herrn Baum wurde auch dem Umfeld von Frau Steiner schließlich klar, wie rücksichtslos und nur auf ihren eigenen Vorteil bedacht sie sich verhielt, indem sie alle gegeneinander ausspielte und Intrigen spann. Am Ende saß Frau Steiner »zwischen allen Stühlen« und erhielt die Kündigung. Ihre Versuche, die quälenden Gefühle der Ohnmacht durch Entwertung und Manipulation anderer Menschen abzuwehren, erwiesen sich letztlich als kontraproduktiv, und sie geriet dadurch in ebendie Situation, die sie seit ihrer Kindheit am meisten fürchtete: nämlich mächtigen Bezugspersonen hilflos ausgeliefert zu sein.

Manipulatives Verhalten und Machtausübung finden sich bei Menschen mit einer Borderlinestörung deshalb so häufig, weil sie dadurch ihre Selbstwertprobleme und Ohnmachtsgefühle zu kompensieren versuchen. Da dies in Anbetracht ihrer Minderwertigkeitsgefühle für sie von zentraler Bedeutung ist, setzen diese Menschen Manipulation und Dominanzgebaren in starkem Maße ein. Als Ziel eines solchen Verhaltens befinden Sie sich als Angehöriger oder Freundin in der unangenehmen Lage, sich permanent zur Wehr setzen und um Ihre Autonomie kämpfen zu müssen.

In derartigen Verstrickungen ist es zwar ein wichtiges Ziel, Abstand von dem kranken Angehörigen oder Freund zu halten. Dies gelingt jedoch oft nicht so einfach. In diesem Fall ist es sinnvoll, übergeordnete Instanzen einzubeziehen, wie es beispielsweise die Sekretärin von Herrn Baum tut, indem sie die Personalchefin informiert. In persönlichen Beziehungen kann sich eine Mediation als hilfreich erweisen. Dies setzt aber die Bereitschaft des Angehörigen voraus, sich darauf einzulassen, was längst nicht immer der Fall ist.

Wenn Sie als Angehöriger oder Freundin wahrnehmen, dass Sie selbst unter der Situation zu leiden beginnen, und eine Entspannung der Situation daran scheitert, dass Ihr Angehöriger alle Lösungsversuche boykottiert, müssen Sie vor allem darauf achten, sich selbst zu schützen. Hilfreich kann dabei das Gespräch mit Freundinnen und Freunden oder mit Fachleuten sein, von denen Sie sich beraten lassen. Wie dargestellt, ist es in persönlichen Beziehungen mit einem Menschen mit Borderline oft außerordentlich schwierig, die nötige Distanz zu finden, ohne massive Schuldgefühle zu bekommen.

Auf den Punkt gebracht

- Ein zentrales Merkmal von Menschen mit einer Borderline-Persönlichkeitsstörung ist ihr Schwanken zwischen extremen Minderwertigkeitsgefühlen und arrogantem Verhalten.

- Diese Persönlichkeitszüge scheinen eigentlich unvereinbar, stellen aber letztlich zwei Seiten des gleichen Problems dar: Sie sind Folge eines nur geringen Selbstwertgefühls.
- Die Selbstwertstörung hat ihren Ursprung in einer mangelnden Wertschätzung und dem Fehlen einer bedingungslosen Akzeptanz in der Kindheit.
- Menschen mit solchen Selbstwertstörungen fühlen sich, ungeachtet äußerer Erfolge, permanent hilflos, unfähig und ohnmächtig.
- Durch massive Wutausbrüche versuchen sie, die quälenden Ohnmachtsgefühle wenigstens vorübergehend abzuschütteln, was aber letztlich auf diese Weise nicht gelingt.
- Als nahe Bezugsperson sind Sie oft einem wahren Wechselbad von unterschiedlichsten Verhaltensweisen ausgesetzt: Einmal begegnet Ihnen der Mensch mit Borderline scheu und unterwürfig, plötzlich aber wandelt sich sein Gesicht, und er zeigt schneidende Arroganz und Aggression.
- Menschen mit einer Selbstwertstörung verletzen ihre Bezugspersonen oft an deren empfindlichsten Stellen und können dabei außerordentlich entwertend und kränkend sein.
- Dieses Verhalten stellt den Versuch dar, sich selbst aus der ohnmächtigen Position zu befreien, indem Sie als Angehöriger oder Freundin in die Rolle des Schwächeren gedrängt werden.
- Andere »Techniken«, mit denen Menschen mit einer Borderlinestörung ihren Selbstwert zu retten versuchen, sind die Entwertung und Manipulation anderer Menschen und das Gegeneinander-Ausspielen der verschiedenen Personen ihrer Umgebung.
- In Anbetracht der großen Kränkbarkeit Ihres Angehörigen oder Ihrer Freundin kann sich bei Ihnen im Laufe der Zeit das Gefühl eines dauernden »Tanzes auf einem Vulkan« entwickeln. Sie können nie sicher sein, wie Ihr Gegenüber sich verhalten wird.
- Wichtig ist in einer solchen Situation, dass Sie versuchen, so weit Abstand zu halten, dass Sie nicht ohne weiteres verletzt werden können.
- Sehr problematisch kann es für Sie werden, wenn Sie sich materiell und/oder emotional in einem Abhängigkeitsverhältnis zu einem

solchen Menschen befinden. Es kann dann zu einem »Katz-und-Maus-Spiel« unangenehmster Art kommen.

- Suchen Sie in solchen Situationen das Gespräch mit Dritten, und lassen Sie sich bei Bedarf auch von Fachleuten beraten, um nicht selbst Schaden zu nehmen.

5. »Wenn sie nur endlich die Realität wahrnehmen würde!«

Frau Kolb, eine Frau Mitte 30, lebte zurückgezogen in ihrer Eineinhalb-Zimmer-Wohnung. Sie pflegte nur wenige, eher oberflächliche Kontakte zu einigen Verwandten und Bekannten und zu einer Nachbarin. Ihre Kindheit war ein düsteres Kapitel, überschattet von sexuellen Übergriffen durch den Vater, Gewalt, die sie von beiden Eltern erlitten hatte, und Mobbing und Diskriminierungen, die sie in der Schule von den Kameraden erfahren hatte.

Da sich ihre Eltern nicht um ihre schulische Laufbahn gekümmert hatten und sie infolge der Gewalt, die in der Familie herrschte, schon in Kindheit und Jugend Verhaltensauffälligkeiten erkennen ließ, hatte Frau Kolb nur mit Mühe die Schule abschließen können. Auch beruflich war sie nicht besonders erfolgreich. Eine Lehrstelle hatte sie nach Abschluss der Schule nicht gefunden. Sie hatte sich mit wechselnden Gelegenheitsjobs durchgeschlagen, bis sie vor einigen Jahren eine Anstellung als Hilfskraft im Lager einer Firma für Büroartikel gefunden hatte.

In ihrer Freizeit verbrachte Frau Kolb viel Zeit damit, auf ihrem Bett zu liegen und sich Tagträumen hinzugeben. Dabei malte sie sich aus, eine attraktive, von allen Männern begehrte Frau zu sein, viele Freundinnen und Freunde zu haben, erfolgreich das Medizinstudium zu beenden und dann Professorin und Leiterin einer großen Klinik zu werden. Ganz besonders liebte sie einen Tagtraum, in dem sie sich als Herrscherin auf einer Südseeinsel sah, umgeben von Untertanen, die sie liebten und verehrten.

So schön und tröstlich gerade dieser Tagtraum für Frau Kolb auch war, so unangenehm wurde er für sie, wenn sie stundenlang darin schwelgte und plötzlich spürte, dass sie sich nicht mehr davon losreißen konnte. In solchen Momenten wurde der eigentlich schöne Tagtraum zu einem Horrortraum, in dem sie gefangen war und den sie bis zur Erschöpfung immer und immer wieder fantasieren musste. Oft gelang ihr der Ausstieg erst dadurch, dass sie nach Stunden erschöpft einschlief.

In krassem Gegensatz zu der düsteren Realität in Vergangenheit und Gegenwart stand das Bild, das Frau Kolb den Menschen, die sie kennenlernte, von ihrer Kindheit und Jugend vermittelte. »Ich hatte eine schöne Kindheit«, war eine stereotype Redewendung, wenn sie über ihre Vergangenheit sprach. Ihre Eltern schilderte sie als eine »liebe Mama« und einen »guten Vater«, die sich stets für sie eingesetzt hätten. »Sie hatten wenig Geld, aber haben es mir trotzdem ermöglicht, ein Gymnasium zu besuchen. Eigentlich hätte ich studieren sollen. Dazu reichte das Geld dann aber leider nicht mehr«, war ihre Version ihrer schulischen Laufbahn. Auch dies eine Schilderung, die in krassem Widerspruch zur Realität stand.

Wenn ihre Gesprächspartner Frau Kolb nach ihrem Beruf fragten, pflegte sie ausweichend zu antworten: »Ich arbeite im Moment, um Geld zur Finanzierung meiner Ausbildung zu verdienen. Ich werde demnächst mit dem Medizinstudium beginnen.« Die Art, in der sie von ihrer Vergangenheit und von ihren Zukunftsplänen sprach, ließ niemanden daran zweifeln, dass all das, was Frau Kolb mitteilte, in jeder Hinsicht der Realität entspräche.

Selbst gegenüber ihren Verwandten, die ja die schlimmen Bedingungen ihrer Kindheit kannten, entwarf sie in Bezug auf die Gegenwart und Zukunft ein völlig an der Realität vorbeigehendes positives Bild. So hatte sie beim letzten Besuch ihrer Cousine, die eine ihrer engsten Vertrauten war, auch ihr gesagt, bald das Geld für das Medizinstudium zusammengespart zu haben. »Nun mach doch endlich mal die Augen auf, Annette!«, hatte die Cousine erschüttert gesagt. »Das sind doch alles nur Träume, die nichts mit der Realität zu tun haben. Du hast doch gar nicht die Schulbildung, die du zum Studieren brauchst.« »Das stimmt nicht«, hatte Frau Kolb darauf empört geantwortet. »Ich habe mich erkundigt. An der Uni Münster gibt es die Möglichkeit, auch ohne Abitur Medizin zu studieren. Ich muss nur eine Aufnahmeprüfung machen, die aber kinderleicht ist.«

Die Cousine hatte schon mehrmals solche Diskussionen mit Frau Kolb geführt, stets mit dem gleichen Ergebnis, dass die Pläne angeblich realisierbar seien. Sie zuckte deshalb lediglich mit den Schultern und sagte: »Wenn du meinst, dass das geht ...«

Das Beispiel macht deutlich, dass Frau Kolb eine Frau mit Borderline ist, die große Mühe mit der Akzeptanz der Realität hat. Dies betrifft nicht nur ihre desolate Kindheit und Jugend, sondern auch die in keiner Weise der Realität entsprechende Umdeutung der Gegenwart und Zukunft. Charakteristischerweise benutzt sie auch – in ihrem Fall: in exzessiver Weise – Tagträume, die gleichsam ein »Trostpflaster« für sie darstellen, um sich über die düstere Realität hinwegzuretten, die für sie unerträglich ist.

Auf der einen Seite ist es sicher auch für Sie als Leserin oder Leser nachvollziehbar, dass es für einen Menschen wie Frau Kolb schwer erträglich sein muss, sich permanent mit der schrecklichen Realität ihrer Kindheit und Jugend und der grauen Gegenwart und Zukunft zu konfrontieren. Im Grunde ist es eine kreative Leistung, dieser düsteren Realität eine hoffnungsvolle Vision der Zukunft entgegenzustellen. Auch die Tagträume, mit denen Frau Kolb sich in eine bessere Welt fantasiert, insbesondere der Tagtraum, in dem sie die von allen geliebte Herrscherin über eine Südseeinsel ist, stellen in diesem Sinne durchaus verständliche Versuche dar, in einer Welt von Gewalt und Enttäuschung zu überleben.

Auf der anderen Seite zeigt das Beispiel von Frau Kolb aber auch die Gefahren, die in einem solchen Umgang mit der Realität liegen. Sie betreffen zum einen die sozialen Kontakte eines solchen Menschen und zum anderen seine eigene Wahrnehmung der Realität und sein Verhalten im Alltag.

Im Hinblick auf die sozialen Kontakte kommt es bei Menschen, die im Zusammenhang mit ihrer Borderline-Persönlichkeitsstörung eine massive Störung in ihrem Realitätsbezug aufweisen, zu einem immer weitergehenden Rückzug, wie er auch bei Frau Kolb zu beobachten ist. Jede Begegnung mit anderen stellt einen solchen Menschen vor die Frage, wie viel er von der Realität seiner Vergangenheit und Gegenwart preisgeben soll. Je unerfreulicher und schambesetzter die Realität ist, desto eher wird er sie verheimlichen oder, wie Frau Kolb, positiv umdeuten.

Dies ist zwar eine verständliche Reaktion. Sie führt aber letztlich dazu, dass eine solche Person soziale Kontakte zunehmend meidet oder nur oberflächliche Beziehungen pflegt, in denen sie nicht viel Persönliches mitteilen muss. Außerdem kann das Gegenüber in einer solchen oberflächlichen Beziehung nicht überprüfen, inwieweit das Berichtete der Realität entspricht. Die Folge ist eine soziale Isolation, die nicht nur Einsamkeit bedeutet, sondern dem Menschen mit einer Borderlinestörung mehr und mehr die Möglichkeit nimmt, es ihn gleichsam verlernen lässt, sich mit den Ansichten anderer Menschen auseinanderzusetzen. Zugleich erfährt er auch nichts von ihren Schicksalen, die zu kennen ihm helfen könnte, auch einmal realitätsgerecht von sich selbst zu berichten.

Mit diesem Hinweis ist bereits die zweite Gefahr eines gestörten Realitätsbezugs angesprochen. Eine Person mit einer solchen Störung verliert nicht nur den Zugang zu anderen Menschen, sondern zunehmend auch den Zugang zu sich selbst. Wenn kaum noch Kontakte zu Angehörigen oder Freundinnen und Freunden bestehen, die immer wieder die Realität ins Spiel bringen, besteht die Gefahr, dass Menschen wie Frau Kolb sich mehr und mehr in ihre eigene Welt zurückziehen und damit den Realitätsbezug noch weiter verlieren. Dies sind Momente wie bei Frau Kolbs Tagtraum von der Südseeherrscherin, in denen die Fantasien, die eigentlich Trost spenden sollen, quälend werden können, weil der Ausstieg aus ihnen nicht mehr gelingt.

Außerdem führt die Abkehr von der Realität letztlich zu Resignation und Passivität. Die Kluft zwischen Fantasie und Realität wird immer größer und spannungsreicher und hat eine noch weitergehende Verleugnung der Realität zur Folge. Ist ein Mensch wie Frau Kolb sich anfangs vielleicht noch dessen bewusst, dass die Beschreibung von der »schönen Kindheit« und den »lieben Eltern«, vom Besuch des Gymnasiums und vom Plan, Medizin studieren zu wollen, nicht der Realität entspricht, so verwischt sich schließlich auch für ihn selbst immer mehr die Grenze zwischen Realität und Fantasie, bis er schließlich selbst die Fantasie für die Realität hält.

Als Angehöriger oder Freundin eines solchen Menschen mit Borderline befinden Sie sich oft in der Rolle der Cousine von Frau Kolb. Vielleicht haben auch Sie immer wieder – zunächst behutsam, dann aber immer deutlicher – versucht, die Realität in Bezug auf Vergangenheit und Gegenwart zu benennen, und sind an der betreffenden Person »abgeprallt«. Sie mögen Verständnis dafür haben, dass Ihr Angehöriger oder Partner nicht gerne über die schlimme Vergangenheit spricht. Aber es macht Sie wahrscheinlich ärgerlich, wenn Sie sehen, dass er Ihnen bezüglich der Gegenwart Dinge erzählt, die absolut nicht der Realität entsprechen. Vielleicht kommt es sogar zum Streit zwischen Ihnen, wenn Sie unerbittlich darauf dringen, dass Ihr Angehöriger doch endlich aufhören soll, die Augen vor der Realität zu verschließen. Sie hoffen vielleicht, ihm damit letztlich zu helfen, damit er den Bezug zur Realität nicht gänzlich verliert und in Resignation und Passivität versinkt.

Es kann sein, dass Sie mit diesem Versuch Erfolg haben und dadurch den Realitätsbezug Ihrer Freundin oder Ihres Angehörigen verbessern. Es kann aber auch sein, dass Sie, wie Frau Kolbs Cousine, auf massive Ablehnung stoßen und dass die Diskussion sich im Kreis dreht. Auf jedes Ihrer Argumente weiß ein Mensch wie Frau Kolb ein Gegenargument. Ihnen ist der unrealistische Hintergrund dieser Entgegnung zwar sofort klar. Aber die Diskussion führt keinen Schritt weiter, da sogleich ein neues Argument zur Hand ist.

Ihre Reaktion auf eine solche Situation kann zum einen Ärger sein, da Sie den Eindruck gewinnen, Ihr Gegenüber nehme Sie nicht ernst und wolle Sie »für dumm verkaufen«. Sie wissen doch, wie unrealistisch die geäußerten Pläne (z.B. die von Frau Kolb beschriebene Möglichkeit eines Medizinstudiums ohne Abitur) sind oder dass die Vergangenheit doch völlig anders war, als Ihr Angehöriger sie darstellt. Und es macht Sie wütend, dass er diese Realität total entstellt und selbst auf Ihren Einwand hin weiterhin leugnet. Dies mag dazu führen, dass Sie verärgert und gekränkt den Kontakt vielleicht abbrechen, da Sie genug davon haben, immer wieder »wie gegen eine Wand« anzureden – dies ist ein Gefühl, das Angehörige und Freunde in solchen Situationen oft erleben.

Vielleicht verfallen Sie über kurz oder lang aber auch, wie Frau Kolbs Cousine, in Resignation und geben es auf, mit Ihrem Angehörigen oder Ihrer Freundin über die Realität zu diskutieren. Da mit der Ausblendung dieses Themas aber große Teile des Lebens von der Diskussion ausgeschlossen sind, bleibt letztlich nur wenig, was miteinander ausgetauscht werden kann. Die Weigerung Ihres Angehörigen, sich mit der Realität zu konfrontieren, kommt insofern einem Kommunikationsabbruch gleich.

Dies ist ein trauriges Fazit, das Angehörige und Freunde von Menschen mit einer Störung des Realitätsbezugs im Rahmen einer Borderlinestörung mitunter ziehen müssen, wenn alle Versuche, die Realität anzusprechen und in der Beziehung zu thematisieren, fehlschlagen.

Was Ihnen in einer solchen Situation bleibt, ist einzig, den Kontakt zu einem solchen Menschen dennoch nicht abbrechen zu lassen. Sie können ihn vielleicht nicht dazu bringen, die Realität von Vergangenheit, Gegenwart und Zukunft anzuerkennen. Aber Sie können ihm gerade bei seiner Neigung, die Realität zu verzerren und sich selbst darüber hinwegzutäuschen, ein Mitmensch sein, der ihn geduldig und einfühlsam begleitet und auf diese Weise dazu beiträgt, dass er nicht in totale soziale Isolation gerät.

Die Weigerung eines Menschen, sich mit der Realität zu konfrontieren, und die verzerrte Darstellung von Ereignissen seiner Vergangenheit oder Gegenwart wird von Dritten oft als »Lügen« bezeichnet. Dies ist insofern richtig, als es ja tatsächlich Unwahrheiten sind, die als Realität dargestellt werden. Wenn Frau Kolb etwa ihrer Cousine gegenüber beteuert, sie habe sich erkundigt und könne an der Universität Medizin studieren, ohne dass sie ein Abitur gemacht habe, so ist dies gelogen. Ebenso ist es mit ihren Berichten von den »lieben Eltern« und der »schönen Kindheit«. Man tut Menschen wie Frau Kolb jedoch Unrecht, wenn man derartige Äußerungen als banale Lügen bezeichnet. Das folgende – zugegebenermaßen extreme – Beispiel möge dies veranschaulichen.

Herr Lindner, ein 40-jähriger Mann, hatte wegen wiederholter Delikte (vor allem Einbrüche und Diebstähle) mehrere Haftstrafen verbüßt. Nach der letzten Entlassung aus der Haft suchte er sich in einer ihm bisher unbekannten Stadt eine Wohnung, um dort »völlig neu anzufangen«, wie er seinem Bewährungshelfer sagte. Da er wegen einer chronischen körperlichen Erkrankung dort einen Hausarzt brauchte, hatte der Arzt aus der letzten Strafanstalt ihm die Adresse einer Praxis gegeben, an die Herr Lindner sich wenden könne. Wenn er dort einen ersten Termin gehabt habe, solle er dem Arzt der Strafanstalt eine Nachricht schicken. Der würde dann dem Kollegen einen detaillierten Bericht über Herrn Lindner zukommen lassen.

In der ersten Konsultation bei dem neuen Hausarzt berichtete Herr Lindner, dass er mehrere Haftstrafen hinter sich habe. Der Arzt war beeindruckt davon, dass sein neuer Patient dies so ohne jegliche Beschönigungen und Ausflüchte mitteilte und auch offen über die Art seiner Delikte sprach. Auf die Frage des Arztes nach seiner Kindheit und Jugend berichtete Herr Lindner die folgende Geschichte:

Er sei das einzige Kind eines Artistenpaares, das früher wegen seiner schwierigen Trapezakte berühmt gewesen sei. Als Kind habe er den Eltern als Partner gedient, bis er im Alter von fünf Jahren durch einen Absturz vom Trapez schwer verletzt worden sei. Während seines langen Krankenhausaufenthaltes seien die Eltern mit ihrer Truppe weitergezogen und hätten ihn allein zurückgelassen, zumal er für sie aufgrund seiner bleibenden Behinderung (der Patient demonstrierte dem Arzt bei diesen Worten eine tatsächlich bestehende Behinderung in der Beweglichkeit seines Schultergelenks) als Partner »uninteressant und nur noch eine Belastung« gewesen sei.

Er sei in der Folge in Heimen aufgewachsen. Den Vater habe er niemals wiedergesehen. Soweit er informiert sei, hätten sich die Eltern später getrennt. Der Vater sei mit einer Artistengruppe in die USA gegangen und lebe jetzt dort. Auch die Mutter habe er während 20 Jahren nicht gesehen. Unter Tränen berichtete Herr Lindner, dass er erst vor kurzer Zeit ihre Adresse in Erfahrung gebracht und die Mutter daraufhin aufgesucht habe. Sie hätten sich weinend vor Glück über das Wiedersehen nach so vielen Jahren in den Armen gelegen.

Herr Lindner schilderte diese Lebensgeschichte und das jüngste Zusammentreffen mit der Mutter in so überzeugender Weise und mit so starker emotionaler Beteiligung, dass der Arzt keinen Moment an der Wahrheit dieses Berichts zweifelte. Die Differenziertheit der Darstellung und die Emotionalität, mit der sein Patient seine Lebensgeschichte berichtete, waren absolut überzeugend für ihn. Er war zutiefst berührt von der dramatischen Situation und drückte dem Patienten gegenüber sein Mitgefühl für dessen tragisches Schicksal aus.

Eine Woche später erhielt der Hausarzt den Bericht des Anstaltsarztes mit der Lebensgeschichte seines neuen Patienten und traute seinen Augen nicht. Außer dem Namen und der Tatsache, dass Herr Lindner zuvor in Haft gewesen war, entsprach nichts in dessen Bericht der Realität. Die Eltern von Herrn Lindner waren keine Artisten, sondern übten Hilfstätigkeiten in einer Fabrik aus, sein Patient selbst war nie in einem Zirkus aufgetreten und auch nicht vom Trapez abgestürzt (seine dem Arzt demonstrierte Schulterverletzung rührte von einem Verkehrsunfall her), und er war nicht von den Eltern zurückgelassen worden, sondern hatte bei ihnen, in verschiedenen Heimen und wechselnden Pflegefamilien gelebt. Die ganze angebliche Lebensgeschichte war von A bis Z »erlogen«.

Als der Hausarzt sich dessen bewusst wurde, stieg ein riesiger Ärger in ihm auf. Was hatte sich sein neuer Patient nur dabei gedacht, ihm dieses Lügenmärchen aufzutischen? Er wusste doch, dass der Anstaltsarzt seinem Kollegen die tatsächliche Lebensgeschichte mitteilen würde. Der Hausarzt empfand es als bodenlose Unverschämtheit seines Patienten, die Realität in einer so extremen Weise zu verdrehen. Wollte er ihn denn für dumm verkaufen?

Weil dem Hausarzt die Diskrepanz zwischen der Realität und dem Bericht seines Patienten so extrem erschien, diskutierte er die Situation mit seiner Praxiskollegin. Sie war zunächst auch empört über die Unverfrorenheit, mit welcher der neue Patient seine angebliche Lebensgeschichte dargestellt hatte. Im weiteren Gespräch über dieses merkwürdige Verhalten von Herrn Lindner gab sie jedoch zu bedenken, vielleicht habe der neue Patient damit ja etwas ganz Bestimmtes ausdrücken wollen. »Möglicherweise ging es ihm gar nicht darum, dir seine äußere Lebensgeschichte zu berichten, sondern er wollte dir vielleicht sagen, wie es in seinem Inneren aussieht. Mir scheint, man kann das, was er dir berichtet hat, als Bild dessen verstehen, wie er sich und seine Lebensgeschichte erlebt.«

Dies war für den Hausarzt eine völlig neue Sicht, die zu einer totalen Änderung seiner Gefühle führte. Der Ärger auf Herrn Lindner verschwand schlagartig und machte dem Gefühl eines tiefen Bedauerns Platz. Im Gespräch mit der Kollegin interpretierte er die angebliche Lebensgeschichte seines Patienten als Ausdruck von dessen innerer Befindlichkeit. Und nun machte die »Lügen«geschichte seines neuen Patienten plötzlich Sinn und erschien ihm psycho-logisch:

Herr Lindner hatte sich als Kind danach gesehnt, von seinen Eltern akzeptiert und geliebt zu werden (das allseits bejubelte Wunderkind zu sein, ein wichtiger Partner seiner Eltern), er hätte gerne sozial angesehene Eltern gehabt (berühmte Artisten, deren Ruhm sich auch auf ihn ausdehnte). Tatsächlich aber hatte er sich als »Objekt« seiner Eltern gefühlt (»Mittel zum Zweck«, Objekt ihrer Trapeznummer, das sie allein zurückließen). Der angebliche Sturz vom Trapez konnte als emotionaler Absturz und das Zurückbleiben im Krankenhaus als emotionales Verlassenwerden interpretiert werden. Das Zusammentreffen mit der Mutter nach jahrelanger Trennung war Ausdruck seiner Hoffnung, endlich doch noch einen ihn liebenden und für ihn sorgenden Menschen (eine »gute« Mutter) zu finden.

So entsprach die »Lügen«geschichte, die Herr Lindner seinem neuen Hausarzt über seine Kindheit und Jugend aufgetischt hatte, zwar in nichts der äußeren Realität. Der Patient hatte damit aber ein sehr differenziertes Bild seiner inneren Situation entworfen und dem Arzt in beeindruckender Weise gezeigt, wie er gefühlsmäßig seine Kindheit erlebt hatte.

Dies ist natürlich ein sehr ungewöhnliches Beispiel. Vielleicht haben Sie sich als Leserin oder Leser auch über die Unverschämtheit geärgert, mit der Herr Lindner seinem neuen Hausarzt seine von A bis Z erlogene Geschichte erzählt hat. Aber möglicherweise haben sich auch Ihre Gefühle geändert, als Ihnen klar wurde, dass der Patient damit nicht die äußere Realität, sondern seine innere Befindlichkeit dargestellt hat.

Menschen mit einer Borderlinestörung berichten sowohl ihren Angehörigen als auch ihren Freunden nicht selten Begebenheiten, die nicht der Realität entsprechen. Dies können durchaus banale Lügen sein, Versuche, sich durch eine Verdrehung der Realität aus einer ihnen peinlichen Situation herauszureden und die Schuld auf andere abzuwälzen. Es ist das schon bei Kindern zu beobachtende »Ich war das nicht! Das waren die andern!« und »Ich war nicht mit dabei«.

Oft sind es indes nicht banale Lügen, mit denen wir durch solche Geschichten abgespeist werden, sondern wie bei Herrn Lindner symbolische Darstellungen ihrer inneren Befindlichkeit. Das Problem liegt nun darin, dass solche Berichte bei den Personen, denen sie erzählt werden, Ärger, ja Wut auslösen, weil sie sich an der Nase herumgeführt vorkommen, wenn ihnen klar wird, dass nichts an der Geschichte wahr ist. So geht es im Beispiel ja auch dem neuen Hausarzt und seiner Kollegin. Erst als sie zusammen überlegen, ob Herrn Lindners Bericht ein tieferer Sinn zugrunde liegen könnte, wird ihnen klar, dass er dem Arzt keine banalen Lügen aufgetischt hat, sondern, wie ausgeführt, eine symbolische Darstellung seiner inneren Sicht geliefert hat.

Wenn Ihnen als Angehöriger oder Freundin ein Mensch mit Borderline über Begebenheiten berichtet, die Ihnen von vorneherein unglaubwürdig vorkommen, oder wenn Ihnen nachträglich klar wird, dass das Berichtete nicht der Realität entspricht, ist es sinnvoll, dass Sie sich, ähnlich wie die Kollegin des Hausarztes, fragen, warum Ihr Angehöriger Ihnen diese Geschichte in dieser Art erzählt. Das heißt nicht, dass Sie offensichtliche Lügen nicht auch als solche benennen sollten. Aber gerade bei ganz offensichtlichen »Unwahrheiten« oder ganz extremen Realitätsverzerrungen (wie bei der Geschichte von Herrn Lindner) lohnt es sich, nicht spontan wütend und zurückweisend zu reagieren, sondern zu versuchen, den dahinterliegenden Sinn zu erfassen.

So merkwürdig es klingen mag: Vielleicht gelingt es Ihnen gerade über die »Lügen«geschichte Ihres Freundes, sein »wahres Gesicht« und seine unverfälschten, tiefen Gefühle kennenzulernen. Reagieren Sie hingegen mit Rückzug und Aggression ihm gegenüber, verschließen Sie den Zugang zu ihm. Mir ist klar, dass dies eine ziemlich hohe Forderung ist. Denn selbstverständlich machen »Lügen« Sie ärgerlich, weil Sie sich dadurch betrogen und zum Narren gehalten fühlen. Versuchen Sie dennoch nach Abflauen des ersten Ärgers, mit einer gewissen gefühlsmäßigen Distanz den tieferen Sinn des Berichts Ihres Freundes zu erschließen. Vielleicht erkennen Sie dann, dass er Ihnen dadurch zum ersten Mal Einblick in sein Inneres gewährt hat.

Auf den Punkt gebracht

- Es gehört zu den Kardinalsymptomen von Personen mit einer Borderline-Persönlichkeitsstörung, dass diese Menschen große Probleme mit der Anerkennung der Realität haben.
- Dies gilt für ihre Sicht ihrer Vergangenheit, aber auch ihrer gegenwärtigen Situation und ihrer Zukunft, und kann so weit gehen, dass ihre Darstellung dessen, was sie waren und sind, kaum noch etwas mit der Realität gemein hat.
- Die Folgen sind »Lügen«geschichten, die bei den Personen ihrer Umgebung, und auch bei Ihnen als Angehörigem oder Freundin,

auf Unverständnis und vielfach auf heftige Ablehnung stoßen, weil sie als »Betrug« empfunden werden.

- Tatsächlich aber stellt dieses Verhalten oft eine positive Umdeutung der Realität dar, um sich vor der unerträglich erscheinenden Wahrnehmung des persönlichen Elends zu schützen.
- Verhängnisvoll ist diese Strategie der Realitätsverleugnung, weil sie zum einen die sozialen Kontakte noch weiter beeinträchtigt (so ziehen Sie sich als Angehöriger oder Freundin unter Umständen zurück, weil Sie sich belogen und betrogen fühlen) und weil dadurch zum anderen der Realitätsbezug des Menschen mit Borderline selbst noch weiter gelockert wird (er glaubt schließlich seine »Lügengeschichten«).
- Nähert man sich den Geschichten, die eine solche Person über sich berichtet, in der Art, als hätte man es mit einem Nacht- oder Tagtraum zu tun, so zeigt sich, dass der Betreffende auf diese Weise in symbolhafter Form seine *innere* Situation darstellt.
- Eine Korrektur des Umgangs mit der Realität ist nur möglich, wenn Sie versuchen, Ihren Angehörigen oder Ihre Freundin behutsam mit der Realität zu konfrontieren.
- Oft wird dies aber am Widerstand des Menschen mit Borderline scheitern, da für ihn das Anerkennen seiner desolaten Realität unerträglich ist.
- In diesem Fall bleibt Ihnen nur die Möglichkeit, Ihren Angehörigen oder Freund geduldig und einfühlsam als Mitmensch zu begleiten, ohne den Ehrgeiz zu haben, sein Verhältnis zur Realität verändern zu wollen.

6. »Ich halte die Wutausbrüche und das impulsive Verhalten nicht mehr aus!«

Bei einigen Beispielen in den anderen Kapiteln dieses Ratgebers habe ich bereits auf die große Reizbarkeit und die daraus resultierenden Wutausbrüche von Menschen mit einer Borderlinestörung hingewiesen. Mitunter kann dies extreme Ausmaße annehmen und für Angehörige und die Bezugspersonen im privaten wie im beruflichen Bereich erhebliche Belastungen mit sich bringen.

Herr Zogg, ein 45-jähriger Lagerarbeiter in einem Industriebetrieb, wurde in Bezug auf seine Leistungen sehr geschätzt. Von seiner Persönlichkeit her aber war er wegen seiner massiven Wutanfälle gefürchtet. Eigentlich war er nach Ansicht seines Vorgesetzten schon lange nicht mehr tragbar im Team. Doch selbst dieser couragierte Vorgesetzte fürchtete eine äußerst unangenehme Auseinandersetzung mit Herrn Zogg, wenn er ihm kündigen würde. Die mehrfachen Verwarnungen hatten in keiner Weise gefruchtet, sondern jedes Mal zu endlosen Diskussionen geführt, bei denen Herr Zogg sich lauthals als unschuldiges Opfer darstellte und seine Kollegen beschuldigte, ihn zu »mobben«.

Auch im Privatleben war Herr Zogg bei seinen Bekannten und Angehörigen wegen seiner Reizbarkeit unbeliebt. Es war ihm bis vor Kurzem auch nicht gelungen, eine Freundin zu finden, da er äußerst eigensinnig war und erwartete, dass eine Frau sich ihm total unterordnet. Vor wenigen Wochen hatte er bei einem Straßenfest in dem Viertel, in dem er wohnte, eine 23-jährige Frau kennengelernt. Sie war eher scheu und wenig selbstbewusst und bewunderte seine forsche, bestimmende Art. Die beiden hatten sich einige Male getroffen und planten, gemeinsam ein Wochenende in einer Pension an einem nahe gelegenen See zu verbringen.

Von Beginn an herrschte eine unangenehme Spannung. Herr Zogg kam eine halbe Stunde zu spät zum vereinbarten Treffpunkt. Er hatte es als Zumutung empfunden, als die Freundin ihn bat, sie von ihrer Wohnung abzuholen. »Du glaubst doch nicht im Ernst, dass ich an einem Samstagvormittag quer durch die Stadt fahre. Du kannst doch mit der Straßenbahn bis zum Erasmusplatz fahren, und wir treffen uns dort.« Am vereinbarten Ort musste die Freundin allerdings eine halbe Stunde warten. Da es regnete, war sie sichtlich verstimmt, äußerte aber keine direkte Kritik.

Herr Zogg nahm jedoch ihre Verstimmung sofort wahr: »Nun mach doch nicht so ein Gesicht!«, herrschte er sie an. »Als ob die paar Minuten etwas ausmachen. Ich musste deinetwegen quer durch die ganze Stadt. Willst du mir das ganze Wochenende verderben, oder was?«, fügte er wütend hinzu. Da die Freundin seine sich steigernde Wut spürte, schwieg sie und legte ihm beruhigend die Hand auf den Arm. Unwillig schüttelte Herr Zogg sie ab.

Die weitere Fahrt bis zum Ziel verlief in angespanntem Schweigen. Als sie bei der Pension ankamen, in der sie ein Zimmer gebucht hatten, nahm Herr Zogg seine Reisetasche und kümmerte sich in keiner Weise um das Gepäck seiner Freundin. Im Zimmer versuchte sie die eisige Stimmung zu verbessern, indem sie Herrn Zogg beruhigend zuredete und sich für ihr Verhalten entschuldigte – obwohl sie sich eigentlich keiner Schuld bewusst war. Aber sie hoffte, durch eine Entschuldigung seinen Ärger zu beschwichtigen. Dies gelang ihr auch insoweit, als Herr Zogg nun zumindest wieder mit ihr redete. Nach wie vor aber war er spürbar gereizt.

Die beiden machten einen längeren Spaziergang am Seeufer entlang, und die Bewegung und die neuen Eindrücke von der schönen Landschaft schienen Herrn Zogg tatsächlich zu beruhigen. Doch bereits beim Abendessen kam es zu einer neuen Auseinandersetzung, als Herr Zogg Wein bestellen wollte, die Freundin aber keinen Alkohol trinken wollte. »Warum musst du bloß immer so kompliziert sein?«, fuhr Herr Zogg sie an. »Alles, was ich vorschlage, passt dir nicht. Warum bist du überhaupt mitgefahren?« Mit Tränen in den Augen beteuerte die Freundin, er wisse doch, dass sie nie Alkohol trinke; der bekomme ihr nicht. Herr Zogg antwortete nicht und begann schweigend zu essen. Wie schon während der Autofahrt herrschte nun auch während des Abendessens eisiges Schweigen zwischen ihnen. Auf die mehrmaligen Versuche der Freundin, das Gespräch wieder in Gang zu bringen, reagierte er nicht, bis sie es schließlich aufgab und schweigend aß.

Da sie wusste, dass Herr Zogg gerne tanzte, schlug sie nach dem Essen vor, auf eine Party zu gehen, die in einem Hotel in der Nähe ihrer Pension stattfand. Mürrisch nickte Herr Zogg und murmelte: »Wenn du willst, können wir das machen.« Die Freundin war froh, ihn mit diesem Vorschlag aus der negativen Stimmung herausgeholt zu haben. Es dauerte jedoch nicht lange, bis es zu einer erneuten Auseinandersetzung kam, die diesmal aber ein extremes Ausmaß annahm. Unter den anderen Gästen bei der Party war ein Mann, den Herr Zogg bereits in der Pension, in der sie wohnten, gesehen hatte. Dieser Mann schaute bewundernd Herrn Zoggs Freundin beim Tanzen zu. Sie selbst schien dies gar nicht wahrzunehmen. Herr Zogg jedoch beobachtete den Fremden mit zunehmender, offensichtlicher Abneigung.

Als sie nach einem Tanz wieder am Tisch saßen und die Freundin Herrn Zoggs Gereiztheit bemerkte, fragte sie ihn, was los sei. »Frag doch nicht so scheinheilig!«, zischte er sie an. »Glaubst du, ich merke nicht, wie du mit dem Typ aus der Pension flirtest? Ich habe das schon vorhin beim Abendessen im Hotel beobachtet. Wahrscheinlich kennst du ihn, und er ist hier aufgekreuzt, weil er wusste, dass du kommst. Weißt du, was du bist? Eine verdammte Schlampe!« Mit diesen Worten sprang Herr Zogg auf und ging zur Tür.

Angesichts dieser massiven Beleidigungen und Vorwürfe, die völlig aus der Luft gegriffen waren, verschlug es der Freundin die Sprache. Sie zahlte und lief Herrn Zogg hinterher. Kurz vor der Pension holte sie ihn ein. »Was fällt dir ein, mich so zu beschimpfen? Bist du verrückt geworden? Ich kenne den Typen doch gar nicht. Es ist völliger Unsinn, was du mir da unterstellst.« »So, so! Unsinn nennst du das?«, erwiderte Herr Zogg höhnisch. »Ich habe euch genau beobachtet, wie ihr euch heimlich Blicke zugeworfen habt und euch über mich lustig gemacht habt. Aber ich bin nicht so dumm, wie ihr denkt. Geh doch zu ihm! Er wohnt ja bei uns in der Pension. Mit dir bin ich fertig!«

Mit diesen Worten ließ er die Freundin auf der Straße stehen, ging in die Pension und schloss die Zimmertür hinter sich ab. Die Freundin eilte ihm nach, klopfte an die Tür und bat Herrn Zogg inständig aufzumachen. Das Ganze sei ein Missverständnis. Herr Zogg reagierte nicht auf ihre Bitten, und die Freundin klopfte in ihrer Verzweiflung immer heftiger. Plötzlich riss Herr Zogg die Tür auf, packte die Freundin, warf sie zu Boden und begann sie mit den Füßen zu traktieren. Sie schrie vor Schmerzen, aber er ließ erst ab von ihr, als der Wirt erschien und fragte, was los sei.

Herr Zogg gab der Freundin noch einen Tritt, so dass sie beinahe die Treppe hinabgestürzt wäre, wenn der Wirt sie nicht aufgefangen hätte, stürmte ins Zimmer zurück, warf ihre Tasche auf den Gang hinaus und knallte die Zimmertür hinter sich zu. Der Wirt und ein Kellner, der zu Hilfe geeilt war, als er die Schreie der Frau gehört hatte, kümmerten sich um die Freundin von Herrn Zogg und boten ihr an, die Polizei zu rufen. Entsetzt wehrte die junge Frau ab. »Nur das nicht! Dann rastet er noch total aus!« Sie erhielt für die Nacht ein separates Zimmer und reiste am nächsten Morgen ab, ohne irgendetwas von Herrn Zogg gehört zu haben.

Das Beispiel zeigt, wie leicht Menschen mit einer Borderline-Persönlichkeitsstörung in einen Zustand extremer Gereiztheit geraten und wie dies unversehens zu Ausbrüchen heftiger Wut führen kann. Oft ist es eine – von außen gesehen – geringfügige Kritik oder auch nur die Zurückweisung eines Wunsches, die von den betreffenden Menschen aber als massive Kränkung erlebt wird.

Dass es in solchen Situationen zu derartigen Wutausbrüchen wie bei Herrn Zogg kommt, ist vor allem durch die Selbstwertstörung von Menschen mit einer Borderlinestörung bedingt. Sie haben ein nur sehr geringes Selbstwertgefühl und sind im tiefsten Innern davon überzeugt, alles falsch zu machen und von ihren Bezugspersonen verachtet und abgelehnt zu werden. Um dieses unerträgliche Gefühl der eigenen Wertlosigkeit abzuschütteln, bauen sie als Kompensationsstrategie die Haltung auf, die anderen Menschen seien im Unrecht. Charakteristischerweise bestehen sie deshalb, wie Herr Zogg, darauf, dass alle sich ihrem Willen zu unterwerfen hätten, und reagieren mit Wutanfällen und mitunter, wie Herr Zogg, mit Gewaltausbrüchen, wenn sie sich nicht wertgeschätzt fühlen.

Derartige Situationen sind nicht nur unangenehm und kränkend für die Bezugspersonen, sondern können auch ausgesprochen gefährlich werden. Beim Wochenendausflug mit Herrn Zogg erlebt seine Freundin mehrfach eine solche Situation: Sie muss sich seiner Forderung unterwerfen, nicht von zu Hause abgeholt zu werden, sondern ihn an einer Bushaltestelle zu treffen; sein gereiztes Verhalten auf der Fahrt ins Hotel; seine entwertenden Äußerungen, als sie keinen Alkohol trinken möchte; bis hin zur Eskalation bei und nach dem Party-Besuch. Die junge Frau bemüht sich immer wieder, ihn zu beschwichtigen, und entschuldigt sich sogar für etwas, für das sie sich eigentlich keiner Schuld bewusst ist (die Auseinandersetzung während der Fahrt um sein Zuspätkommen).

Das Beispiel zeigt, dass solche Versuche, eine weitere Eskalation zu verhindern, oft keine Lösung darstellen. Gewiss ist es sinnvoll, dass Sie als Angehöriger oder Freundin eines Menschen mit Borderline bei Konflikten nicht noch »Öl ins Feuer gießen«, sondern sich bemühen, beruhigend auf die andere Person einzuwirken. Es macht aber keinen Sinn, wenn Sie sich gleichsam selbst verleugnen und, wie die Freundin von Herrn Zogg, für etwas die Schuld übernehmen, für das Sie gar keine Verantwortung tragen. Zum einen hinterlässt dies bei Ihnen ein unangenehmes Gefühl und kann – wenn Sie ein solches Verhalten zu Ihrer häufig eingesetzten Strategie machen – auf Dauer bei Ihnen zu Wut führen. Zum anderen weiß der Mensch mit einer Borderlinestörung im tiefsten Innern, dass Sie eigentlich keine Schuld trifft, und verachtet Sie noch wegen Ihrer »Schwäche«, wie er Ihr Verhalten interpretiert.

Letztlich ist es eine Gratwanderung, wann Sie in Konfliktsituationen besser nachgeben und beschwichtigend auf Ihren Angehörigen einwirken und wann Sie besser auf Ihrem Recht und Ihrer Sicht der Dinge bestehen, selbst auf die Gefahr hin, dass dies zu massiven Auseinandersetzungen führt. Es gibt verschiedene Varianten, auf das Verhalten eines Menschen mit Borderline zu reagieren. Sie hängen von drei Aspekten ab: von der Heftigkeit der Reaktion Ihres Angehörigen, von dem, was Sie in der Vergangenheit mit ihm erlebt bzw. erlitten haben, und nicht zuletzt auch von Ihrer Persönlichkeit und Ihrer aktuellen Belastbarkeit.

Bei massiven Gewaltausbrüchen wie im Beispiel von Herrn Zogg wird es für viele – wahrscheinlich für die meisten – Bezugspersonen wohl nur die Konsequenz geben, die Beziehung abzubrechen. Mit dem Einsatz von Tätlichkeiten ist die Grenze des Akzeptierbaren eindeutig überschritten. Gewiss mag es sein, dass Bezugspersonen von Menschen mit einer Borderlinestörung selbst nach solchen Gewalteskalationen noch bereit sind, die Beziehung weiterzuführen, wenn der Betreffende sich bei ihnen entschuldigt.

Als Angehöriger oder Freundin im privaten oder beruflichen Bereich sollten Sie aber darauf achten, sich selbst zu schützen, und sich nicht dadurch »erweichen« lassen, dass der Betreffende Ihnen versichert, solche Tätlichkeiten würden »nie wieder« vorkommen. Das *kann* ernst gemeint sein. Es kann aber auch eine leere Versprechung sein, um zu verhindern, dass Sie die Beziehung abbrechen – was dem Betreffenden seine tiefe Angst bestätigen würde, ungeliebt zu sein und verachtet zu werden.

Es mag sein, dass Ihnen diese Hintergründe klar sind und Ihnen Ihr Angehöriger trotz seiner Wutausbrüche, mit denen Sie immer wieder konfrontiert sind, und trotz der Gewalt, die Sie vielleicht erlitten haben, leidtut. Doch kann dies letztlich kein Grund für das Aufrechterhalten einer destruktiven Beziehung sein. Sie tun sich selbst und im Grunde auch Ihrem Angehörigen damit keinen Gefallen. Sie selbst leiden unter einer solchen destruktiven Beziehung und setzen sich, wie auch das Beispiel der Freundin von Herrn Zogg zeigt, einer realen Gefahr aus. Und Ihrem Angehörigen bestätigen Sie durch das Aufrechterhalten einer solchen Beziehung immer wieder, dass sein Verhalten ohne jede Konsequenz bleibt. Dies treibt ihn unter Umständen noch weiter in die Haltung, er könne tun und lassen, was er wolle.

Außerdem sollten Sie sich im Fall von Tätlichkeiten ernsthaft überlegen, ob Sie nicht Anzeige gegen den Menschen erstatten, der sich in dieser Weise gegen Sie gewendet hat. Es ist klar, dass sich viel in Ihnen wehren wird beim Gedanken daran, per Anzeige gegen Ihren Ehegatten, Ihr Kind oder Ihren Freund vorzugehen. Es mag Ihnen auch unangenehm sein, dass Ihre privatesten Auseinandersetzungen auf diese Weise an die Öffentlichkeit gezerrt werden. Und schließlich kommt es bei häuslicher Gewalt auch deshalb häufig nicht zu einer Anzeige, weil die Opfer Angst vor erneuten Aggressionen haben. Und dennoch empfehlen Fachleute in den meisten Fällen, dass die Opfer sich polizeilichen Schutz holen und durch eine Anzeige zum Ausdruck bringen, dass der Täter mit seiner aggressiven Attacke die Grenze des Akzeptablen eindeutig überschritten hat.

Wenn eine Beziehung mit einem Menschen, der eine Borderlinestörung hat, trotz ihrer Destruktivität eine Chance haben soll, so ist dies nur möglich, wenn der Betreffende selbst erkennt, dass er sein Verhalten ändern muss. Um dies zu erkennen, bedarf es eindeutiger Signale der Umgebung. Deshalb nützt es Ihrem Angehörigen nichts, wenn Sie unendlich nachgeben in der Hoffnung, es werde schon »irgendwie« besser werden. Sie helfen ihm letztlich viel mehr, wenn Sie klar und deutlich Stellung beziehen und ihm klarmachen, dass auch er sich an gewisse Spielregeln des zwischenmenschlichen Umgangs halten muss. Wie schwierig dies in der Realität aber mitunter ist und welche Folgen daraus entstehen können, möge das folgende Beispiel zeigen.

Frau Rudolf, eine Frau Mitte 40, war Personalchefin in einer Baufirma. Fachlich war sie sehr qualifiziert und leistete sehr gute Arbeit, vor allem bei der Personalauswahl und in der Weiterbildung des Personals. Sobald es jedoch um persönliche Probleme der Mitarbeitenden oder um Teamkonflikte ging, war sie die gefürchtetste Person im Betrieb. Frau Rudolf galt als außerordentlich launisch und reizbar, weshalb alle sie, so weit wie eben möglich, mieden.

Schrieb ein Mitarbeiter beispielsweise eine E-Mail an sie mit der Anrede »Guten Tag, Frau Rudolf« oder gar »Hallo, Frau Rudolf«, kam prompt die Antwort, sie verbitte sich diese Art der Anrede. Wenn jemand ein Gespräch mit ihr wünsche, verlange sie ein »korrektes Benehmen« und nicht diese »plumpen Vertraulichkeiten«. Kam einer der Arbeiter zu ihr, um mit ihr über ein Problem am Arbeitsplatz zu sprechen, und stand ihr unsicher, mit den Händen in den Hosentaschen, gegenüber, so herrschte sie ihn an: »Haben Sie keine Manieren?! Nehmen Sie die Hände aus den Hosentaschen, wenn Sie mit mir sprechen. Sonst können Sie sofort wieder verschwinden.« Selbst die Mitglieder der Firmenleitung, gestandene Männer zwischen 50 und 60, fürchteten Frau Rudolfs »scharfe Zunge«, wie sie es formulierten.

Niemand konnte sicher sein, dass sie nicht beim geringsten Anlass wütend und in äußerst verletzender Weise auf die betreffende Person losging. Dass ihr nicht längst gekündigt worden war, hatte sie einerseits ihren sehr guten Leistungen zu verdanken und andererseits der Angst, die alle vor ihr hatten.

Verhielt sie sich schon im Beruf in dieser Weise, so war sie erst recht im privaten Bereich gefürchtet und lebte deshalb sozial weitgehend isoliert. Vor vielen Jahren hatte sie eine gleichaltrige Lehrerin kennengelernt und während eines halben Jahres eine Liebesbeziehung mit ihr unterhalten.

Zu Beginn ihrer Beziehung hatte Frau Rudolf sich noch einigermaßen beherrscht und sich bemüht, nicht beim geringsten Anlass mit einem Wutausbruch zu reagieren. Doch schon nach wenigen Wochen kritisierte sie die Partnerin immer und immer wieder auf das Heftigste, wenn diese sich nicht total an sie anpasste. Dabei duldete Frau Rudolf keinen »Widerspruch«, wie sie es nannte, wenn die Freundin beispielsweise bei der Planung eines Kinobesuchs zaghaft fragte, ob sie nicht einen anderen Film anschauen könnten als den, den Frau Rudolf vorgeschlagen hatte. »Immer musst du herummeckern! Dann mach deinen Mist doch allein!«, war in solchen Situationen eine stereotype Redewendung von Frau Rudolf.

Anfangs erklärte sich die Freundin die Gereiztheit und die Wutausbrüche damit, dass Frau Rudolf im Beruf überlastet und deshalb »am Anschlag« sei. Als sie diese Vermutung an einem Abend äußerte, hatte dies indes einen weiteren Wutausbruch zur Folge. »Du musst mich nicht belehren, wie belastbar ich bin. Kehr du lieber vor deiner eigenen Tür. Du bist doch nur neidisch auf mich, weil ich Karriere gemacht habe, während du dich als kleine Lehrerin mit Primarschülern herumschlägst.« Wehrte sich die Freundin, so eskalierte die Situation immer mehr und endete damit, dass sie aufs Wüsteste beschimpft wurde.

Wegen der dauernden Auseinandersetzungen und der Wutausbrüche trennte sich die Freundin nach einem halben Jahr von Frau Rudolf. Ein Gespräch über ihre Beziehung und die Trennung war unmöglich. Schon bei dem leisesten Hinweis der Freundin, sie könne Frau Rudolfs Aggressivität nicht mehr ertragen, hatte diese sich voller Wut gegen die Freundin gewendet und ihr entgegengeschleudert, sie habe von Anfang an gespürt, dass die Freundin es nicht ernst meine. »Und nun schiebst du mir die Schuld daran zu, dass unsere Beziehung nicht klappt. Das ist doch die Höhe! Du machst alles kaputt mit deiner andauernden Meckerei. Nichts kann ich dir recht machen. Hau doch ab! Ich kann gut ohne dich leben!«.

Um die Situation wenigstens noch ein bisschen zu klären, hatte die Freundin Frau Rudolf daraufhin einen Brief geschrieben. Darin hatte sie klarzumachen versucht, dass sie Frau Rudolf nach wie vor liebe, die permanente Aggressivität aber nicht mehr aushalte. »Ich trenne mich von Dir nicht mit Groll, sondern weil ich mich schützen muss. Ich halte Deine Wutausbrüche nicht mehr aus. Ich verlange nicht, dass Du Dich änderst. Das kannst Du wahrscheinlich nicht. Du tust mir aber leid, weil Du dadurch den Kontakt zu anderen Menschen zerstörst, sogar zu mir, die Dich nach wie vor aufrichtig liebt.« Die Antwort auf diesen ausführlichen Brief war einn kurze SMS von Frau Rudolf an die Freundin: »Ich brauche Dein Mitleid nicht!«

Ähnlich wie bei dem zuvor in diesem Kapitel geschilderten Herrn Zogg finden sich auch bei Frau Rudolf eine extreme Reizbarkeit und Intoleranz gegenüber jeglicher von ihrer Sicht abweichenden Meinung. Dies zeigt sich im privaten wie im beruflichen Bereich und führt, wie geschildert, zu vielfältigen sozialen Konflikten. Während an der Arbeitsstelle alle, sogar die Männer der Firmenleitung, eine Konfrontation mit Frau Rudolf fürchten und ihr deshalb keinen Widerstand entgegensetzen, zerbricht die Beziehung zu ihrer Freundin, da diese schließlich – aus verständlichen Gründen – keine Möglichkeit mehr sieht, die Beziehung weiterzuführen, wenn sie permanent den Wutanfällen von Frau Rudolf ausgesetzt ist.

Es ist im Grunde tragisch, dass ein Mensch wie Frau Rudolf auch aus dieser Situation nichts lernt, sondern verbittert zurückbleibt mit dem Gefühl, ihr sei Unrecht geschehen, die Partnerin hätte sich nicht zurückziehen dürfen. Vielleicht haben Sie als Tochter oder Sohn eines Menschen mit einer Borderlinestörung etwas ganz Ähnliches erlebt. Und vielleicht haben auch Sie aus Angst vor den heftigen Wutausbrüchen und den verletzenden Äußerungen Ihres Vaters oder Ihrer Mutter lange nicht gewagt, sich zu wehren und klarzumachen, dass Sie ein solches Verhalten nicht länger akzeptieren können. Dies gilt insbesondere für Situationen, in denen Sie sich – wie die Mitarbeiter im Betrieb, in dem Frau Rudolf als Personalchefin tätig ist – in einer abhängigen Position befunden oder die Konsequenzen gefürchtet haben, die Sie treffen würden, wenn Sie sich zur Wehr setzen. Oder Sie haben lange geschwiegen in der Hoffnung, vielleicht werde sich alles doch noch zum Guten wenden.

Möglicherweise haben Sie Ihre Kritik an der Person mit Borderline auch zurückgehalten, weil Sie, wie Frau Rudolfs Freundin, gedacht haben, die Wutausbrüche seien nur temporär, z. B. Folge einer beruflichen oder privaten Überlastung. Tatsächlich finden wir bei Lesben und Schwulen mitunter ein extremes, bis zur Erschöpfung führendes

Engagement im Beruf, um der Umgebung gleichsam zu beweisen, dass sie wertvolle Mitglieder der Gesellschaft sind. Dieses Überengagement soll die Selbstwertzweifel kompensieren, die mitunter bei Menschen bestehen, die ihre gleichgeschlechtliche Orientierung nicht voll akzeptieren.

Um kein Missverständnis aufkommen zu lassen, sei ausdrücklich darauf hingewiesen, dass die gleichgeschlechtliche Orientierung in keinerlei ursächlichem Zusammenhang mit der Borderline-Persönlichkeitsstörung steht. Homosexualität umfasst wie Heterosexualität das ganze Spektrum von Gesundheit und Krankheit.[4]

Die Beschwichtigung von Selbstwertzweifeln, denen die Ablehnung der eigenen sexuellen Orientierung zugrunde liegt, mag auch bei Frau Rudolf ein Motiv für ihren enormen beruflichen Einsatz sein. Doch rechtfertigt diese Kompensationsstrategie in keiner Weise ein derartig aggressives Verhalten, wie sie es sowohl im privaten als auch beruflichen Bereich an den Tag legt.

Ähnlich kann es Ihnen mit Ihrem Angehörigen ergehen: Vielleicht spüren oder wissen Sie sogar, welches die Hintergründe seiner Impulsivität sind. Bei allem Verständnis dafür wird irgendwann aber der Punkt erreicht sein, wo Sie, wie die Freundin von Frau Rudolf, eine Grenze setzen müssen, und sei es nur, um sich selbst zu schützen. Denn permanente Angriffe und entwertende Äußerungen wirken sich auf Dauer negativ auf Ihr Wohlbefinden aus. Hinzu kommt, wie oben im Beispiel von Herrn Zogg dargestellt, dass Sie letztlich Ihrer Freundin oder Ihrem Angehörigen mit einer Borderlinestörung keinen Gefallen tun, wenn Sie die aggressiven Ausbrüche unendlich »schlucken«.

Wenn von Ihrer Seite nie ein »Stopp« erfolgt, verstärkt dies die Vorstellung Ihres Angehörigen, dass sein Verhalten eigentlich akzeptabel ist. Mit Ihrem Hinweis, dass Sie nicht länger gewillt sind, seine Wutanfälle hinzunehmen, geben Sie ihm eine wichtige Rückmeldung. Im günstigen Fall kann dies bei Ihrem Angehörigen zur Einsicht führen, dass er sich ändern muss. Vielleicht findet er auf diese Weise sogar den Weg in eine Psychotherapie, in der er sich mit den Hintergründen seines aggressiven Verhaltens auseinandersetzen kann.

Durch Ihre Weigerung, die Wutausbrüche weiterhin zu ertragen, können Sie außerdem einen wichtigen Beitrag für Ihre Beziehung zueinander leisten. Wenn Sie Ihrer Beziehung eine Chance geben wollen, ist es nötig, dass Sie Ihrem Gegenüber klarmachen, wie verletzend sein Verhalten ist und wie er damit letztlich die Beziehung zerstört.

Dies kann zu einer Verhaltensänderung führen. Doch können Sie nicht davon ausgehen – und Sie sollten auch nicht von sich selbst erwarten, dies herbeiführen zu können –, dass Ihre Freundin oder Ihr Freund mit einer Borderlinestörung in jedem Fall die Chance, die Sie ihr bzw. ihm mit Ihrer Rückmeldung bieten, auch tatsächlich nutzen kann. Ob es zu einer Verhaltensänderung kommt, hängt von verschiedenen Faktoren ab, so etwa von der Schwere der psychischen Störung, von der Einsicht, unter einer Borderlinestörung zu leiden, und dem Willen, in einer Psychotherapie daran zu arbeiten, von der Tiefe ihrer/seiner Liebe zu Ihnen und von verschiedenen Lebensumständen.

Vielleicht ergeht es Ihnen ähnlich wie der Freundin von Frau Rudolf, und die einzige Reaktion auf Ihre verzweifelte Äußerung, Sie ertrügen die Wutausbrüche nicht mehr, ist ein schroffes »Ich brauche dich nicht!« Unter Umständen aber erhalten Sie überhaupt keine Antwort.

So verletzend dies auch sein mag, es ist für Sie beide letztlich doch besser, Sie ziehen sich zurück. Zum einen schützen Sie sich selbst dadurch, ehe Sie Schaden durch die Belastungen nehmen, die Ihnen aus einer solch destruktiven Beziehung erwachsen. Vielleicht helfen Sie aber, ohne es je zu erfahren, dadurch auch Ihrem Angehörigen oder Ihrer Freundin. Nicht selten nämlich erfahren wir als Psychotherapeuten in der Behandlung von Menschen mit einer Borderlinestörung, dass die Trennung von einer ihnen wichtigen Person doch eine große Wirkung auf sie gehabt hat und letztlich sogar Auslöser für die Aufnahme einer Psychotherapie war.

Auf den Punkt gebracht

- Menschen mit einer Borderlinestörung verfügen oft nur über eine geringe Frustrationstoleranz.
- Schon – von außen gesehen – geringfügige Anlässe werden von ihnen als massive Infragestellung und Kränkung erlebt, worauf sie mit extremer Gereiztheit reagieren.

- Diesem Verhalten liegt eine ausgeprägte Selbstwertstörung zugrunde. Eine auch nur vermeintlich kritische Äußerung von anderen trifft auf die eigene permanente Selbstkritik und stellt unter Umständen den letzten Tropfen dar, der das Fass zum Überlaufen bringt.
- Die heftigen aggressiven Reaktionen sind für Angehörige und Freunde sehr belastend und können mitunter manifest gefährlich sein, indem es zu gewalttätigen Übergriffen ihnen gegenüber kommt.
- In der Konfliktsituation ist es wichtig, alles zur Deeskalation Nötige zu tun.
- Es ist für Angehörige und Freunde eine schwierige Gratwanderung zwischen Nachgeben und klarer Grenzsetzung im Sinne eines »Bis hierhin und nicht weiter!«. Möglicherweise gehört zur Grenzsetzung auch eine polizeiliche Anzeige. Damit bei lang andauernden, sich immer wiederholenden Konflikten die Situation nicht weiter eskaliert und Sie sich als nahestehende Person selbst schützen, ist es mitunter nötig, konsequent zu sein und den Kontakt total abzubrechen.

7. »Und immer wieder diese Angst!«

Wie in Kapitel 1 dargestellt, ist Angst eines der Kardinalsymptome der Borderline-Persönlichkeitsstörung. Dabei hat die Angst bei diesen Menschen eine besondere Qualität. Es ist nicht, wie etwa bei phobischen Störungen, eine auf bestimmte Situationen oder Gegenstände bezogene Angst, die als solche von den Betreffenden erkannt und beschrieben werden kann. Menschen mit Borderline hingegen spüren – oft nur vage – eine fundamentale Angst, welche die Qualität einer Vernichtungsangst besitzt.

In Situationen, in denen diese geradezu existenzielle Angst gespürt wird, stehen solche Menschen unter dem Eindruck, es werde ihnen gleichsam der Boden unter den Füßen weggezogen und sie stürzten ins Nichts.

Frau Meier (54 Jahre) litt seit vielen Jahren – wenn sie sich recht erinnerte, eigentlich von Jugend an – unter einer solchen Angst. Sie selbst hatte diese Gefühle lange Zeit nicht als Angst wahrgenommen und hätte sie auch nie als »Angst« bezeichnet. Es kam nur immer wieder zu Situationen, in denen sie sich total verunsichert und ohnmächtig fühlte und den Eindruck hatte, »ins Nichts zu stürzen«, wie sie es ihrem Ehemann und ihren 15- und 17-jährigen Kindern beschrieb.

Eine typische Situation dieser Art war die folgende: Die Familie Meier hatte eine Ferienreise auf eine der griechischen Inseln geplant. Bei der Diskussion über die verschiedenen Angebote, die sie in den Katalogen der Reisegesellschaften fanden, war Herrn Meier aufgefallen, dass seine Frau ausgesprochen passiv und unentschieden war. Sie betonte zwar, mit allem einverstanden zu sein, was ihr Mann und die Kinder wollten. Sobald diese aber eine Entscheidung getroffen hatten, kamen von Frau Meier diverse Einwände bis hin zur Äußerung, wenn die Familie dieses Ziel wähle, werde sie nicht mitfahren.

Je näher der Zeitpunkt rückte, an dem die Reise definitiv gebucht werden musste, desto unruhiger wurde Frau Meier und desto sichtbarer wurde ihre Angst. Auf die Frage ihres Mannes, wovor sie denn Angst habe, vermochte sie indes keine Antwort zu geben. Anfangs leugnete sie sogar, überhaupt so etwas wie Angst zu spüren, und führte diverse scheinbar rationale Gründe an, warum eine von ihrem Mann und den Kindern gewählte Insel nicht geeignet sei. Am Abend vor der definitiven Entscheidung brach sie in Tränen aus und beschwor ihren Mann, die Reise total zu verschieben. Sie schaffe es nicht, von zu Hause wegzugehen. Nach dem Grund für dieses Gefühl befragt, konnte sie aber auch jetzt keine genauen Angaben machen. Die einzige Erklärung, die sie zu geben vermochte, war: »Ich halte das nicht aus!«

Herr Meier beruhigte seine Frau und versicherte ihr, sie würde es schon schaffen. Er werde ihr helfen, ihre Angst zu überwinden (er dachte zu diesem Zeitpunkt, sie leide unter Flugangst). Trotz der vehementen Gegenwehr seiner Frau und ihren panikartigen Reaktionen buchte Herr Meier am folgenden Tag die Reise. Da Frau Meier sich zunächst beruhigte, glaubte Herr Meier, die Situation sei nun bereinigt und die Angst seiner Frau überwunden. In der Woche vor dem Abflug brach die Angst jedoch umso heftiger hervor. Frau Meier weinte und tobte und versuchte mit allen Mitteln zu verhindern, dass die Familie die Reise antrat.

Dieses Verhalten löste bei Herrn Meier massiven Ärger aus, hatte er sich doch sehr auf den gemeinsamen Urlaub, speziell auf einer der griechischen Inseln, gefreut. Und auch die Kinder, die sich bisher weitgehend mit Kommentaren zurückgehalten hatten, zeigten nun unverhohlen ihren Ärger und warfen der Mutter vor, sie mache »mit der verdammten Angst immer alles kaputt«. Diese Reaktionen der Angehörigen hatten bei Frau Meier ein Gemisch aus Schuldgefühlen, dem Eindruck, niemand verstehe sie, und daraus resultierender Wut zur Folge.

Als die Situation immer mehr eskalierte, machte Herr Meier seiner Frau den Vorschlag, ärztliche Hilfe zu suchen. Der Psychiater, den sie auf Empfehlung ihrer Hausärztin aufsuchte, sah angesichts der wenigen Tage, die bis zur Abreise blieben, die einzige Möglichkeit, noch etwas zu bewirken, in der Verordnung eines Angst lösenden Medikaments. Als er Frau Meier das Rezept übergab, wies er ausdrücklich darauf hin, ein solches Mittel sei aber keine Lösung. Sie solle es nur im äußersten Notfall nehmen, z. B. unmittelbar vor dem Antritt der Reise oder bei unaushaltbarer Angst am Ferienort. Bei Medikamenten dieser Art sei beim Gebrauch große Zurückhaltung nötig, da sie schnell zu einer Abhängigkeit führten. Die Probleme, die hinter der Angst lägen, müssten psychotherapeutisch aufgearbeitet werden.

Die Einnahme des Medikaments bewirkte tatsächlich eine große Veränderung bei Frau Meier. Sie wurde sichtlich gelassener und körperlich wie psychisch wesentlich entspannter. Für sie selbst und ihre Familie war dies eine sehr positive Entwicklung, und weder Frau Meier selbst noch ihr Mann dachten an die Warnung des Psychiaters, das Medikament nur im »äußersten Notfall« zu verwenden.

Die Urlaubszeit in Griechenland verlief zur Erleichterung der ganzen Familie Meier sehr gut. Nach Hause zurückgekehrt, rief Frau Meier sogleich den Psychiater an und bat ihn, ihr ein neues Rezept zu schicken. Erstaunt fragte er sie, ob sie etwa schon alle Tabletten verbraucht habe. Frau Meier bestätigte seine Annahme und versicherte ihm, dies sei ein »tolles Medikament. Endlich bin ich meine Angst los«. Sie habe es in den Ferien jeden Tag genommen, habe die Dosierung aber in den letzten Urlaubstagen etwas steigern müssen, um die angestrebte Wirkung zu erreichen. Der Psychiater vereinbarte daraufhin eine Konsultation, um die Situation mit Frau Meier zu besprechen.

In der Sitzung beim Psychiater hörte Frau Meier seinen Ausführungen schweigend zu, dass bei längerer Einnahme des Medikaments Suchtgefahr bestehe und dass ihre Probleme nicht medikamentös gelöst, sondern psychotherapeutisch bearbeitet werden müssten. Sie schüttelte nur unwillig den Kopf, und am Ende war ihre einzige verbale Reaktion: »Ich brauche unbedingt ein neues Rezept! Ohne die Tabletten kann ich nicht leben.«

Nach einigem Hin und Her erklärte sich der Psychiater bereit, ihr ein neues Rezept für das Medikament, allerdings nur für eine kleine Packung, zu geben, mit dem Hinweis, sie müsse es langsam abbauen und auf jeden Fall eine Psychotherapie beginnen. Gerade dem letzteren Hinweis gegenüber zeigte Frau Meier ziemlich unverhohlen ihre Skepsis und verabschiedete sich vom Psychiater mit den Worten: »Ich muss mir das Ganze noch einmal überlegen und melde mich bei Bedarf wieder.« Der Psychiater seinerseits wies noch einmal darauf hin, sie müsse sich darüber klar sein, dass er ihr wegen der Suchtgefahr kein weiteres Rezept geben werde.

Empört berichtete Frau Meier zu Hause ihrem Mann von der Weigerung des Psychiaters, ihr ein Rezept für eine größere Menge des Medikaments zu geben. Dabei verschwieg sie aber seine Begründung, wegen der Suchtgefahr so zu handeln. »Er sucht offenbar Patienten für seine Psychotherapiesprechstunde und meint, mich auf diese Weise erpressen zu können. Da hat er sich aber geirrt. So nicht mit mir. Das ist doch unerhört!« Herr Meier stimmte seiner Frau voll zu, da er von der positiven Entwicklung durch die Medikamente beeindruckt war und sie ihm nichts von der Suchtgefahr, auf die der Psychiater hingewiesen hatte, gesagt hatte.

Schon am nächsten Tag rief Frau Meier ihre Hausärztin an und bat sie, ihr ein Rezept für das Medikament gegen die Angst zu schicken. Erstaunt fragte die Ärztin, warum Frau Meier nach diesem Medikament frage. Das wolle sie ihr nicht einfach so verordnen, sondern müsse zuerst mit ihr über ihre Beschwerden sprechen. Erst dann könne sie entscheiden, welches Mittel indiziert sei. Widerstrebend ließ sich Frau Meier darauf ein, einen Termin für eine Konsultation bei der Hausärztin zu vereinbaren.

Bei dem Gespräch, das wenige Tage später stattfand, äußerte die Hausärztin die gleichen Bedenken wegen der Suchtgefahr wie der Psychiater und wies wie er darauf hin, dass Frau Meier dieses Medikament nur ab und zu »im Notfall«, z. B. bei einer Flugreise, die ihr große Angst mache, nehmen dürfe. Es sei kein Mittel zur regelmäßigen Einnahme. Deshalb könne sie ihr kein neues Rezept ausstellen. Trotz aller Versuche von Frau Meier, die Ärztin doch noch dazu zu bewegen, ihr ein Rezept zu geben, blieb diese bei ihrer Entscheidung, das Medikament nicht zu verordnen. Erbost brach Frau Meier daraufhin die Besprechung ab und verließ grußlos die Praxis.

In dem Moment, als Frau Meier keine Medikamente mehr hatte, brach die Angst mit großer Heftigkeit wieder hervor. Da Herr Meier davon ausgegangen war, dass es ein Heilmittel gegen die Angst und nicht nur ein die Angst unterdrückendes Medikament sei, war er entsetzt, dass sich im Hinblick auf das Befinden seiner Frau nichts geändert hatte. Die Angst schien ihm sogar noch größer zu sein als zuvor. Er drängte deshalb seine Frau, unbedingt noch einmal mit dem Psychiater Kontakt aufzunehmen.

Empört wies Frau Meier diesen Vorschlag zurück. »Nun fällst du mir auch noch in den Rücken«, schrie sie ihren Mann bei einer dieser Auseinandersetzungen an. »Ihr seid alle gegen mich! Am Ende willst du mich vielleicht sogar noch in die Klapse einweisen lassen und mich auf diese Art loswerden!« Erst nach drei Wochen, in denen die Angst immer stärker geworden war, Frau Meier sich nicht mehr getraut hatte, das Haus zu verlassen, auch dort permanent von Ängsten geplagt war und sich wie ein Kind an ihren Mann und die Kinder geklammert hatte, willigte sie ein, zusammen mit ihrem Mann noch einmal den Psychiater aufzusuchen.

Er verordnete ihr ein Antidepressivum, das auch eine Angst lindernde Komponente enthielt, ohne jedoch eine psychische oder körperliche Abhängigkeit zu bewirken. Gleichzeitig begann er mit Frau Meier eine Psychotherapie, in der er die Hintergründe ihrer Ängste bearbeitete und mit ihr Strategien im Umgang mit der Angst entwickelte. Zu einer der ersten Sitzungen lud er auch Herrn Meier ein, um mit dem Ehepaar die Situation in der Familie zu besprechen. In diesem Gespräch erwähnte Herr Meier, dass auch die beiden Kinder in den vergangenen Monaten sehr unter der Erkrankung ihrer Mutter gelitten hätten.

Der Psychiater entschloss sich nach Rücksprache mit Frau Meier deshalb, auch noch eine Familiensitzung anzuberaumen. In dieser gemeinsamen Sitzung mit dem Ehemann und den Kindern erfuhr Frau Meier zu ihrem großen Erstaunen, dass die Kinder seit Jahren die Angst ihrer Mutter wahrgenommen und ihre dauernde Sorge um sie als sehr beengend erlebt hatten. Im weiteren Gespräch stellte sich heraus, dass die Kinder selbst ausgesprochen ängstlich waren, sich bei sozialen Konflikten schnell zurückzogen und im Hinblick auf ihre Zukunft eine ängstlich-pessimistische Haltung hatten. Fassungslos erfuhr Frau Meier in dieser Familiensitzung, welche starke Wirkung ihre Unsicherheit und Angst über Jahre hin auf ihre Kinder gehabt hatte.

Das Beispiel der Familie Meier zeigt eine Situation, die charakteristisch für Menschen mit einer massiven Angstentwicklung im Rahmen einer Borderlinestörung ist. Die Angst, unter der Frau Meier leidet, ist keine Angst im Sinne einer Phobie, bei der bestimmte Situationen (z. B. enge Räume, große Menschenansammlungen, Spinnen oder andere Tiere) Angst auslösen und gemieden werden. Es ist vielmehr eine durch – von außen gesehen – geringfügige Ereignisse ausgelöste geradezu existenzielle Angst, die von den Betreffenden selbst oft nicht einmal als Angst wahrgenommen und beschrieben werden kann, sondern als eine abgrundtiefe Bedrohung erlebt wird. Häufig beschreiben Menschen mit Borderline diese Situation mit den Worten: »Es ist, als ob mir der Boden unter den Füßen weggezogen wird und ich ins Nichts stürze.«

Die Familiensitzung mit dem Ehepaar Meier und seinen Kindern zeigt, welche unheilvolle Wirkung eine solche Angst auch auf das soziale Umfeld haben kann. Bei Herrn Meier hat die sich steigernde Angst seiner Frau im Vorfeld der Ferienreise und nach Absetzen des ersten Medikaments zu großer Verunsicherung und Hilflosigkeit geführt. Obwohl er schon in früheren Jahren wahrgenommen hatte, wie leicht seine Frau »aus der Fassung zu bringen war«, wie er es damals formuliert hatte, war ihm das Ausmaß ihrer Störung erst bei der Planung der Ferienreise klar geworden. Zugleich hatte er gemerkt, dass er ihr in dieser Situation nur in sehr begrenztem Maße helfen konnte. Sein enormes Bemühen, sie zu beruhigen, hatte nur wenig Erfolg gehabt und ihm nicht selten den Vorwurf ihrerseits eingetragen, er nehme ihre Angst nicht ernst.

Einen nochmals stärkeren Einfluss hatte Frau Meiers Angst auf ihre Kinder gehabt. Über viele Jahre hinweg hatten sie eine überbesorgte, dauernd angsterfüllte Mutter erlebt. Die Folge ist nicht nur, wie sie es in der Familiensitzung schildern, dass sie sich durch diese Angst der Mutter eingeengt gefühlt haben. Wie das weitere Gespräch beim Psychiater zeigt, haben sie sich diese Haltung mit der Zeit auch selbst zu eigen gemacht und sind ängstlich-zurückhaltend und unsicher im Umgang mit anderen Menschen geworden.

Es wäre indes nicht gerechtfertigt, nun den Schluss zu ziehen, der Mensch mit einer Borderlinestörung habe aufgrund seiner existenziellen Angst Schuld auf sich geladen. Wie das Beispiel zeigt, sind die Kranken ja selbst ihren Ängsten hilflos ausgeliefert und sind sich im Allgemeinen in keiner Weise der Tatsache bewusst, dass sie ihre Umgebung mit ihrer Angst gleichsam »infizieren«. Ihnen gegenüber von »Schuld« zu sprechen, würde ihnen zusätzlich noch Schuldgefühle aufladen und sie damit belasten, was zu einer weiteren Eskalation ihrer Erkrankung führen kann.

Als Partner oder Angehörige eines Familienmitglieds mit einer Borderlinestörung müssen Sie aber mit einer solchen Wirkung der Angst auf Sie selbst rechnen und daher sich selbst und andere Bezugspersonen so gut wie möglich zu schützen versuchen. Wie in anderen Kapiteln dieses Ratgebers beschrieben, kann dies das Bemühen sein, Ihren Angehörigen zu ermuntern, fachliche Hilfe zu suchen und ihn unter Umständen, wie Herr Meier es macht, zu einem Therapeuten oder einer Ärztin zu begleiten.

Es kann aber auch wichtig sein, dass Sie für sich selbst fachliche Hilfe suchen, wenn Sie spüren, dass Sie die Situation nicht länger ertragen und selbst Schaden nehmen. Dies gilt insbesondere für Kinder, die im Umfeld von Menschen mit einer Borderlinestörung aufwachsen. Da vor allem jüngere Kinder sehr stark durch ihre Bezugspersonen geprägt werden, ist es wichtig, sie unter allen Umständen zu schützen und ihnen, falls nötig, psychotherapeutische Hilfe zukommen zu lassen. Geschieht dies nicht und sind die Kinder jahrelang den Belastungen durch Eltern ausgesetzt, die an Borderline leiden, so laufen sie Gefahr, selbst schwere psychische Störungen zu entwickeln.

Wenn Menschen mit einer Borderlinestörung wie Frau Meier unter massiven Ängsten leiden, kann es leicht zu einer Medikamentenabhängigkeit kommen. Diese Gefahr ist bei ihnen deshalb besonders groß, weil die Angst lösenden Medikamente mit einer schnellen Wirksamkeit ein hohes Suchtpotenzial besitzen und oft schon nach kurzer Zeit zu einer psychischen und körperlichen Abhängigkeit führen. Dabei besteht wie allgemein bei Suchtentwicklungen die Tendenz, die Dosis zu steigern und damit immer tiefer in die Abhängigkeit zu geraten.

Beim Versuch, ein solches Medikament abzusetzen, bricht die Angst, wie bei Frau Meier, mit unvermittelter Heftigkeit wieder hervor und führt häufig zu erneuter Einnahme des Mittels. Außerdem kann ein radikales Absetzen solcher Medikamente – wie auch des Alkohols – zu epileptischen Anfällen und anderen zum Teil schweren körperlichen und seelischen Komplikationen führen. Ein Entzug sollte deshalb stets *nur unter ärztlicher Aufsicht* erfolgen.

Als Angehöriger oder Freundin eines Menschen mit einer Borderlinestörung sollten Sie die betreffende Person deshalb nie dazu auffordern, den Alkohol abrupt aufzugeben oder das Angst lösende Medikament von einem Tag auf den anderen abzusetzen, sondern anregen, dass Ihr Angehöriger einen Arzt bzw. eine Psychiaterin aufsucht und sich wegen des Entzugs beraten lässt.

Diese Fachperson kann dann auch, wie Frau Meiers Psychiater, ein anderes Medikament, z. B. ein Antidepressivum oder ein Neuroleptikum, verordnen, das kein Suchtpotenzial enthält und jederzeit absetzbar ist. Es braucht dabei allerdings sowohl für die Kranken als auch für die Angehörigen etwas Geduld, da Antidepressiva und Neuroleptika nicht so schnell wirken wie die Angst lösenden Medikamente. Zumeist ist die volle Wirkung erst nach zwei oder drei Wochen spürbar.

Auf den Punkt gebracht

- Angst hat bei Menschen mit einer Borderlinestörung die Qualität von Vernichtungsangst. Sie wird als geradezu existenzielle Bedrohung erlebt.
- Jegliche Belastung kann zu panikartigen Ängsten führen.
- Die permanente Angst wirkt sich hemmend sowohl auf den Menschen mit Borderline als auch auf sein soziales Umfeld aus.
- Die Kranken können mit ihrer Angst unter Umständen eine ganze Familie oder ein Netz von Freunden und Bekannten terrorisieren.
- Es besteht für Kinder, die mit einem Elternteil mit einer Borderlinestörung aufwachsen, die Gefahr, von der permanenten Angst »infiziert« und selbst ängstlich-unsicher im Umgang mit anderen Menschen zu werden.
- Die Angst bedarf unbedingt einer fachkundigen Behandlung. Es besteht sonst die Gefahr einer Chronifizierung mit immer weitergehendem sozialen Rückzug.
- Zudem besteht die Gefahr eines exzessiven Suchtmittelkonsums, wobei Alkohol und sedierende Medikamente im Sinne eines »Selbstheilungsversuchs« eingesetzt werden, die aber selbst wieder massive Probleme nach sich ziehen (Suchtentwicklung).
- Der Entzug von solchen Suchtmitteln muss unbedingt ärztlich überwacht werden. An die Stelle der gefährlichen Suchtmittel können ärztlich verordnete Antidepressiva oder Neuroleptika treten, die kein Abhängigkeitspotenzial besitzen.

8. »Ich fühle mich durch seine Erwartungen an unsere Beziehung total erdrückt!«

Es hatte eigentlich alles ganz harmlos begonnen: Anna, Anfang 30, Chefsekretärin in einer Großhandelsfirma in Stuttgart, hatte Jan, Mitte 30, Ingenieur in einer Tiefbaufirma in Freiburg, in einem Hotel auf Gran Canaria kennengelernt, wo beide ihren Urlaub verbrachten. Da ihnen zwei Tische nebeneinander zugewiesen worden waren, hatten sie sich täglich beim Abendessen gesehen und waren bald miteinander ins Gespräch gekommen. Anna fand Jan sympathisch und merkte, dass er, wo immer möglich, ihre Nähe suchte. So reservierte er für sie jeweils eine Liege neben seiner am Swimmingpool des Hotels, brachte Kaffee und Früchte aus der Bar am Pool und lud sie am dritten Abend in eine Disco ein.

Anna genoss Jans Aufmerksamkeiten und war beeindruckt von all dem, was er ihr über die Geschichte, die Flora und die Fauna von Gran Canaria berichtete. Er war schon etliche Male auf der Insel gewesen, während es für sie die erste Reise dorthin war. Eines Tages überraschte Jan sie mit der Mitteilung, er habe für den folgenden Tag ein Auto gemietet und werde ihr das Inselinnere zeigen. Die Stunden, die sie gemeinsam verbrachten, vergingen wie im Flug, und dankbar umarmte Anna Jan, als sie abends wieder beim Hotel ankamen, und gab ihm einen Kuss auf die Wange.

Anna konnte später, wenn sie an diese Szene zurückdachte, nicht sagen, was in ihr abgelaufen war. Aber sie erinnerte sich noch Jahre später daran, dass sie in diesem Augenblick ein ihr damals völlig unerklärliches Angstgefühl gespürt hatte. Es war, als ob sie nicht mehr atmen könnte und ersticken würde. Sie schob dieses Gefühl jedoch beiseite. Als sie später am Abend noch einmal darüber nachdachte, machte sie sich sogar Vorwürfe, dass sie mit diesem Gefühl zu Jan, der es doch so gut mit ihr meinte, Distanz geschaffen habe. Erst ein Jahr später, als die Beziehung zu ihm in eine tiefe Krise geraten war, fiel ihr diese Szene wieder ein, und ihr wurde klar, dass sie damals auf Gran Canaria intuitiv etwas sehr Wichtiges und Richtiges gespürt hatte.

In den Tagen nach dem gemeinsamen Ausflug ins Inselinnere von Gran Canaria kamen sich Anna und Jan immer näher, und bei der Abreise war beiden klar, dass es keine flüchtige Ferienbekanntschaft war, sondern dass sie die Beziehung unbedingt weiterführen wollten. »Dann verbringen wir das nächste Wochenende bei mir in Freiburg«, sagte Jan beim Abschied wie selbstverständlich. Anna wäre eigentlich lieber gewesen, wenn Jan sie zunächst in Stuttgart besucht hätte. Doch wollte sie ihn nicht enttäuschen, weil sie spürte, dass ihm das Zusammensein in Freiburg offenbar sehr wichtig war.

Als Jan indes Woche für Woche wie selbstverständlich davon ausging, dass Anna nach Freiburg reiste, und er sie dann schon bald auch drängte, die Zeit bei ihm zu verlängern, indem sie bereits am Freitagabend kommen und erst am Montagmorgen wieder abreisen sollte, meldete sie vorsichtig Widerspruch an. Sie versuchte ihm klarzumachen, dass sie aufgrund ihrer Berufstätigkeit nicht schon am Freitag kommen und erst am Montag wieder abreisen konnte. Außerdem bat sie ihn, doch auch einmal zu ihr nach Stuttgart zu kommen. Jan reagierte auf ihre Bitte äußerst ungehalten. »Gefällt es dir denn nicht bei mir?«, fragte er sichtlich gekränkt. »Ich dachte, du liebst mich, und du würdest alles tun, um möglichst viel mit mir zusammen zu sein. Ich wollte dir sowieso vorschlagen, dass du zu mir nach Freiburg ziehst. Ich habe ja eine schöne, große Wohnung. Dann können wir immer zusammen sein und haben keine Diskussion mehr, wer zu wem fährt.«

Einerseits war Anna positiv berührt davon, dass Jan es so ernst mit ihrer Beziehung nahm. Andererseits aber empfand sie es als wenig einfühlsam, dass er sich offenbar nicht die geringsten Gedanken darüber machte, was es für sie bedeuten würde, ihre Stelle in Stuttgart aufzugeben. »Das ist zwar ein liebes Angebot, Jan«, meinte sie. »Aber das geht nicht so einfach, wie du dir das vorstellst. Ich arbeite doch in Stuttgart und bin sehr gerne in meiner Firma. Ich kann die Stelle doch nicht einfach so aufgeben.« »Ach so ist das!«, erwiderte Jan mit schneidender Kälte. »Das hätte ich natürlich wissen müssen, dass dir dein lächerlicher Job als Tippse wichtiger ist als unsere Liebe. Dann bleib du in deiner tollen Stelle, und wir beenden unsere Beziehung!«

Anna war wie vom Donner gerührt. Sie hatte zwar erwartet, dass Jan über ihre Antwort, die sie bewusst sehr vorsichtig formuliert hatte, nicht begeistert sein würde. Mit einer solchen Reaktion hatte sie jedoch nicht im Entferntesten gerechnet. Sie war sprachlos und wusste nicht, wie sie darauf reagieren sollte, zumal sie sich durch den Sarkasmus in seiner Antwort und durch die Entwertung ihrer Person (»Dein lächerlicher Job als Tippse«) sehr verletzt fühlte. Unter Tränen sagte sie: »Ich zweifle doch nicht im Geringsten an unserer Beziehung. Aber versteh bitte, dass ich meine Stelle nicht von heute auf morgen aufgeben kann. Selbstverständlich möchte ich mit dir zusammenleben, gerne auch in Freiburg, wenn dir das wichtig ist. Nur geht das nicht so schnell.« »Es liegt bei dir, ob es mit uns weitergeht oder nicht«, entgegnete Jan kühl und verließ grußlos das Zimmer. Anna hörte noch, wie er laut die Wohnungstür zuschlug, und sah ihn erst wieder spät am Abend. Ihren Versuch, die Situation mit ihm noch einmal in Ruhe zu klären, lehnte er strikt ab, legte sich ins Bett und drehte ihr demonstrativ den Rücken zu.

Da Anna die Beziehung zu Jan nicht gefährden wollte, versprach sie ihm am nächsten Morgen, sich sofort auf Stellensuche in Freiburg zu machen. Sein einziger Kommentar dazu war: »Dann scheinst du ja langsam vernünftig zu werden. Aber komm mir nie wieder mit einem solchen Unsinn! Das akzeptiere ich nicht.«

Mit viel Glück fand Anna innerhalb der nächsten Monate eine Stelle in einem Büro in Freiburg. Sie war zwar nicht entfernt mit ihrer Tätigkeit als Chefsekretärin in Stuttgart vergleichbar. Aber immerhin sicherte sie ihr ihr finanzielles Auskommen, so dass sie in Jans Wohnung ziehen konnte.

Die nächsten Probleme ließen indes nicht lange auf sich warten. Anna hatte in Stuttgart zwar nur in einer kleinen Zwei-Zimmer-Wohnung gelebt, besaß aber doch einige antike Möbel, die ihr sehr wichtig waren, weil sie sie von ihrer Mutter geerbt hatte. Auf ihre Frage, welchen Platz diese Möbel in Jans Wohnung bekommen könnten, schaute er sie ungläubig an. »Du meinst doch nicht im Ernst, dass du dieses Zeug in meine stilvoll eingerichtete Wohnung schleppen kannst! Wirf es auf den Sperrmüll oder gib es einem Trödelladen, wenn du meinst, dass sie dir dafür noch etwas geben. Das kommt mir auf keinen Fall in meine Wohnung!«

Diese Reaktion verletzte Anna zutiefst, und sie versuchte, Jan klarzumachen, dass diese Möbel nicht nur materiell wertvoll waren, sondern ihr als Andenken an ihre Mutter äußerst wichtig waren. »Nun werd nicht noch rührselig!«, antwortete Jan mit schneidender Kälte. »Was geht mich deine Mutter an? Mach mit diesem Krempel, was du willst. Aber merk dir: Es kommt mir kein Stück davon in meine Wohnung!« Alle Versuche Annas, Jan doch noch umzustimmen, schlugen fehl. Er empfand es als »Zumutung«, dass sie ihre Möbel in seine Wohnung stellen wollte. Anna blieb deshalb schließlich nur übrig, sie bei ihrer Schwester unterzustellen.

Doch dies war erst der Anfang einer Kette von immer neuen Forderungen, die Jan an Anna stellte. Nicht genug damit, dass er ihr vorschrieb, welche Kleidung sie zu Anlässen, die sie mit ihm zusammen besuchte, zu tragen habe. Zunehmend bestimmte er ihr ganzes Leben: Er legte fest, mit wem sie sich in ihrer Freizeit traf, er kaufte, ohne sie zu fragen, ob sie an den betreffenden Vorstellungen überhaupt Interesse hatte, Kino- und Theaterkarten und nahm Anna völlig in Beschlag.

Auf jeden noch so vorsichtigen Versuch von ihr, einmal etwas allein zu unternehmen, und sei es auch nur ein Wochenendbesuch bei ihrer Schwester, reagierte er empört. »Wenn es dir bei mir nicht gefällt, dann bleib doch gleich da! Ich kann auch gut ohne dich leben«, war in solchen Situationen seine stereotype Antwort.

Besonders heftig reagierte Jan, wenn Anna einen anderen Mann erwähnte, völlig unabhängig davon, in welchem Verhältnis sie zu ihm stand. So hatte er sich, gleich als sie ihre neue Stelle angetreten hatte, genauestens erkundigt, ob es im Team auch Männer gebe. »Halt dich von diesen Typen fern«, hatte er warnend auf ihre Antwort, es gebe zwei Männer, einen Chef und einen Mitarbeiter, gemeint.

Auch auf die Erwähnung von ehemaligen Schulkameraden, die Anna anlässlich eines Klassentreffens wiedersehen wollte, hatte Jan eifersüchtig reagiert. »Hast du nichts Besseres zu tun, als diese Lackaffen zu treffen?«, war sein Kommentar gewesen, und es war zu einer heftigen Szene gekommen, als Anna ihre Teilnahme am Klassentreffen zugesagt hatte. »Ich weiß schon: Du lauerst ja nur darauf, mit diesen Typen ins Bett zu steigen. Dass ich nicht lache, das nennt ihr ›Klassentreffen‹? Du bist und bleibst ein Flittchen! Das habe ich vom ersten Augenblick an gewusst. Mich kannst du nicht hinters Licht führen.« Tag für Tag musste sich Anna diese Beschimpfungen und Beleidigungen anhören, bis sie schließlich die Teilnahme am Klassentreffen absagte. Jans Kommentar dazu war: »Siehst du, ich hatte Recht. Jetzt sagst du ab, weil ich dich durchschaut habe.«

Zunehmend wurde Anna klar, dass das, was einst auf Gran Canaria als unbeschwerte Ferienbekanntschaft begonnen hatte, zu einem Gefängnis geworden war, aus dem es kein Entrinnen gab. Jeden ihrer Schritte kontrollierte Jan, und er gab erst Ruhe, wenn Anna sich ihm total unterwarf.

Die Schilderung der Beziehung von Anna und Jan mag Ihnen, wenn Sie bisher wenig mit Menschen mit einer Borderline-Persönlichkeitsstörung in Kontakt gekommen sind, übertrieben wirken. Auf der einen Seite mag es Ihnen unwahrscheinlich vorkommen, dass ein Mensch wie Jan derart despotisch jegliche Individualität der Partnerin unterdrückt. Und auf der anderen Seite haben Sie sich beim Lesen des Berichts vielleicht gefragt, warum Anna all das mitmacht. Warum hat sie nicht rechtzeitig die Notbremse gezogen? Warum nicht spätestens, als Jan von ihr ohne jegliche Rücksicht den Wohnungswechsel forderte, der für Anna den Verlust der geliebten Arbeitsstelle bedeutete?

Aber vielleicht haben Sie beim Umgang mit Ihrem Angehörigen oder einer Freundin mit einer Borderlinestörung ganz ähnliche Situationen erlebt und sich selbst später genau diese Fragen gestellt: Warum habe ich so lange mitgespielt? Warum habe ich all das mit mir machen lassen? Der Partner / die Freundin hat mich doch total ausgenutzt und nur sich selbst gesehen. Warum habe ich das so lange Zeit nicht gemerkt? Vielleicht schämen Sie sich sogar Ihrer »Schwäche« und »Gutgläubigkeit« und machen sich selbst Vorwürfe wegen Ihres Verhaltens.

All diese kritischen Fragen, die Sie in solchen Situationen vielleicht an sich selbst richten, sind völlig unberechtigt. Sie machen sich Ihre Situation durch Schamgefühle und Selbstvorwürfe nur noch schwerer. Wie der Bericht der Beziehung von Anna und Jan zeigt, erfolgt die »Inbesitznahme« der Partnerin ja nicht von heute auf morgen, sondern Schritt für Schritt. Oft besitzen Menschen mit Borderline einen gewissen Charme und binden ihre Partner fast unmerklich immer enger an sich. So wird, wie für Anna, aus dem unbeschwerten Ferienflirt ein Gefängnis, das alle Individualität unterdrückt und aus dem es schließlich kein Entrinnen mehr gibt.

Sind es Menschen mit einem extrem ausgeprägten Machtbedürfnis, die aus einem Gefühl der Stärke heraus ihre Partnerin oder ihren Partner um jeden Preis beherrschen wollen? Das Gegenteil ist der Fall. Menschen mit einer Borderlinestörung sind gerade keine starken Persönlichkeiten. Ihr Wunsch, Angehörige und Partner an sich zu binden, entspringt vielmehr einer großen Unsicherheit und dem Gefühl, ein Nichts ohne die Gegenwart des anderen zu sein. Sie brauchen Sie als Angehörige oder Partner zur Selbstbestätigung und sind letztlich völlig abhängig von Ihnen.

Indem sie Sie beherrschen und in ein Beziehungsgefängnis sperren, versuchen sie, innere Sicherheit zu gewinnen, wobei sie aber permanent spüren, dass dies letztlich ein untauglicher Versuch ist. Zum einen lässt sich innere Sicherheit nicht durch die erzwungene Gegenwart eines anderen Menschen gewinnen. Und zum anderen ist ein Verhalten, wie Jan es im Beispiel zeigt, kontraproduktiv, da Angehörige, Freundinnen und Freunde sich über kurz oder lang aus der ihnen unerträglichen Umklammerung durch den Abbruch der Beziehung zu befreien versuchen werden.

Das mitunter extreme Angewiesensein auf die Nähe von Angehörigen oder Partnern rührt daher, dass Menschen mit Borderline in ihrer Kindheit und Jugend keine verlässlichen, sie emotional tragenden Beziehungen erlebt haben. Sie schweben daher in der permanenten Angst, allein und ungeliebt zu sein, und misstrauen allen Menschen, mit denen sie in Kontakt treten. Sie als Angehörige oder Partner sollen nun all das ersetzen, was dieser Mensch früher nicht bekommen hat. Dadurch werden die Beziehungen von Menschen mit einer Borderlinestörung in extremem Maße mit Erwartungen überladen. Diese Dynamik des ständigen Bedürfnisses nach Nähe und Bestätigung durch Angehörige und Freunde ist letztlich ein Fass ohne Boden.

Was können Sie tun, wenn Sie spüren, dass Sie sich immer tiefer in eine solche unheilvolle Beziehung, wie ich sie am Beispiel von Anna und Jan geschildert habe, verstricken? Die günstigste Situation ist die, dass Sie möglichst früh spüren, wenn Ihre Partnerin oder Ihr Partner Sie total zu vereinnahmen beginnt. Hier gilt: Wehret den Anfängen! Wenn Ihre Partnerin mit Borderline auf Ihre Abgrenzung positiv reagiert, kann sich die Beziehung in eine gute Richtung entwickeln. Besteht sie hingegen, wie im Beispiel Jan, darauf, dass Sie sich ihr bedingungslos unterwerfen, so sollten Sie ernsthaft überlegen, ob Sie dieser Beziehung (noch) eine Chance einräumen. Unter Umständen ist es besser, jetzt gleich die Notbremse zu ziehen. Damit können Sie sich selbst, aber auch Ihrer Partnerin, viel Leid ersparen.

Wie in anderen Kapiteln dieses Ratgebers dargestellt, kann der Konflikt, der entsteht, wenn Sie sich selbst schützen, ihrer Partnerin mit Borderline auch helfen zu erkennen, dass sie fachliche Hilfe suchen sollte, um sich nicht immer wieder in ein solches destruktives Beziehungsmuster zu verstricken. Dieser Schritt gelingt Ihrer Partnerin am ehesten, wenn es tiefe Gefühle sind, die Sie miteinander verbinden, und Ihre Partnerin die Beziehung nicht an dem destruktiven Beziehungsmuster zerbrechen lassen möchte.

Wenn Sie als Angehörige oder Freund hingegen spüren, dass Sie tief in die Beziehung zu einem Menschen mit Borderline verstrickt sind und selbst Schaden zu nehmen drohen, sollten Sie für sich selbst Hilfe suchen. Dies gilt insbesondere dann, wenn es Ihnen nicht gelingt, sich mit eigenen Kräften aus dem Beziehungsgefängnis, in dem Sie sich befinden, zu befreien. In einer solchen Situation kann das Gespräch mit einer Ihnen nahestehenden Person eine große Hilfe sein, da Dritte einen größeren Abstand haben und die Situation oft realistischer einschätzen können.

Wenn die Konflikte dennoch weiter eskalieren und Sie erheblich darunter zu leiden beginnen, sollten Sie unbedingt fachliche Hilfe in Anspruch nehmen. Menschen mit einer Borderlinestörung üben mitunter einen enormen Druck auf ihre Bezugspersonen aus und lösen in Angehörigen und Freunden massive Schuldgefühle aus, wenn diese sich von ihnen zu distanzieren versuchen. Wenn Sie sich in einer solchen Situation befinden, können Sie leicht das Gefühl bekommen, mit dem »Rücken zur Wand« zu stehen: Was auch immer Sie machen, ist falsch und könnte verhängnisvolle Folgen haben. Spätestens wenn es Ihnen so geht, sollten Sie sich darüber klar werden, dass Sie sich aus dem Beziehungsgefängnis, in das Sie getrieben worden sind, ohne Hilfe von außen kaum werden befreien können.

Auf den Punkt gebracht

- Eine häufige Dynamik in den Beziehungen eines Menschen mit einer Borderlinestörung ist seine Forderung an die Partnerin bzw. den Partner, sich ihm total zu unterwerfen.
- Dies kann so weit gehen, dass die Beziehung zu einem Gefängnis wird, das Ihnen keinerlei Eigenständigkeit mehr zugesteht.

- Dem zum Teil extrem ausgeprägten Bedürfnis von Menschen mit Borderline, Macht über ihre Partnerin bzw. ihren Partner auszuüben, liegt ein fragiles, geringes Selbstwertgefühl zugrunde.
- Am günstigsten ist es, wenn Sie möglichst frühzeitig spüren, dass sich eine destruktive Beziehung dieser Art entwickelt, und klarmachen, dass Sie dazu nicht bereit sind.
- Wenn tiefe Gefühle Sie miteinander verbinden, kann dies Anlass für die Person mit einer Borderlinestörung sein, das destruktive Beziehungsmuster zu verändern, z. B. indem sie es im Rahmen einer Psychotherapie klärt.
- Falls Sie spüren, dass Sie selbst erheblich unter der Situation leiden und Schaden zu nehmen drohen, sollten Sie unbedingt Distanz halten und fachliche Hilfe für sich suchen.

9. »Warum kann sie nicht akzeptieren, dass ich anders bin?«

Wir alle kennen die Sehnsucht nach einer innigen Verbundenheit mit anderen Menschen, die uns emotional berühren und uns in irgendeiner Art und Weise ähnlich sind. Es tut uns gut, mit Menschen zusammen zu sein, die weltanschaulich und politisch mit uns übereinstimmen, die in einem ähnlichen Milieu leben und ähnliche Gewohnheiten haben wie wir, bis hin zu Gemeinsamkeiten der Sprache und der Herkunft, kurz: mit Menschen, mit denen die »Chemie« stimmt. Ihre Nähe genießen wir, und wir suchen ihre Gesellschaft, da sie uns vertraut sind und wir uns mit ihnen wohl fühlen.

Treffen wir hingegen mit Menschen zusammen, die uns fremd sind, die etwa aus einer anderen Kultur stammen, deren Sprache wir nicht verstehen, deren Weltanschauung wir nicht teilen oder deren Lebensstil erheblich von unserem abweicht, so irritiert uns das. Sicher werden Sie solche Gefühle bei Reisen in ferne Länder, beim Zusammentreffen mit Menschen aus anderen Kulturen oder Ihnen fremden sozialen Gruppen erlebt haben.

Die Reaktion auf die bei solchen Begegnungen stattfindende Irritation kann auf der einen Seite in Interesse münden, mehr über die uns fremde Person zu erfahren. Die Auseinandersetzung mit dem Fremden wird in diesem Fall für uns zu einer Bereicherung. Andererseits löst die Irritation über das Fremde aber häufig auch aggressive Reaktionen aus und führt zu Ablehnung und Diskriminierung der betreffenden Person. Wir fühlen uns durch sie verunsichert, da das, was uns vertraut ist und »selbstverständlich« erscheint, durch sie plötzlich in Frage gestellt wird. Zu welcher dieser beiden Reaktionsformen wir neigen, hängt nicht zuletzt von unserer Selbstsicherheit ab. Sie ist es, die es uns ermöglicht, uns mit dem Fremden zu konfrontieren, ohne es als Angriff zu erleben.

In Anbetracht der ausgeprägten Selbstunsicherheit von Menschen mit einer Borderline-Persönlichkeitsstörung und ihres Bedürfnisses, sich auf Angehörige und Freunde zu stützen, reagieren sie oft in einer ganz speziellen Weise auf die Wahrnehmung des ihnen Fremden. Sie fühlen sich nicht nur durch die oben beschriebenen großen Unterschiede zwischen Menschen verunsichert, sondern empfinden häufig schon geringfügige Abweichungen von ihrer Meinung oder ihrer Wahrnehmung als schwerwiegende Infragestellung ihrer Person. Dies führt zu vielfältigen sozialen Konflikten und kann sich insbesondere auf nahe Beziehungen verhängnisvoll auswirken.

Frau Meinert, eine Lehrerin Ende 30, galt im privaten wie im beruflichen Umfeld als freundliche Person, die stets ein offenes Ohr für die Anliegen und Sorgen ihrer Eltern und Geschwister sowie ihrer Freundinnen und Freunde hatte. Die Gespräche, die sie mit anderen Menschen führte, liefen allerdings immer nach einem ähnlichen Muster ab: Anfangs hörte Frau Meinert aufmerksam zu, stellte einige Fragen und schien total auf ihr Gegenüber ausgerichtet zu sein. Nach kurzer Zeit jedoch pflegte sie die Person, die ihr etwas berichtete, zu unterbrechen. »Das ist ja klar, um was es hier geht«, war eine stereotype Redewendung in solchen Situationen. Ohne weitere Erklärungen der sprechenden Person abzuwarten, begann sie ihre Sicht der Dinge darzustellen und beendete ihren Monolog mit detaillierten Hinweisen, wie die betreffende Situation zu lösen sei.

Jeglicher Versuch der Person, die über ihre Probleme berichtet hatte, noch etwas zu erklären oder weiter auszuführen, prallte an Frau Meinert ab. »Du musst mir nichts weiter erklären. Mir ist alles klar«, unterbrach sie die andere Person. »Mach das, was ich dir gesagt habe. Dann ist das Problem gelöst.« Duldete sie schon in dieser Phase des Gesprächs keinen Widerspruch, so reagierte sie noch ungehaltener, wenn ihr Gesprächspartner »wagte«, eine auch nur geringfügig von Frau Meinerts Rat abweichende Meinung darüber zu vertreten, wie das Problem vielleicht zu lösen sei. »Wenn du selbst doch alles besser weißt, warum fragst du mich dann?«, herrschte sie ihr Gegenüber an. »Ich habe keine Lust, meine Zeit mit dir zu vertrödeln, wenn du schließlich doch alles anders machen willst, als ich es dir rate.« Wenn ihr Gesprächspartner sich der Meinung von Frau Meinert nicht völlig unterwarf und an dieser Stelle des Gesprächs noch eine eigene Meinung vertrat, brach sie die Unterhaltung abrupt ab.

»Sie erträgt es einfach nicht, dass man auch nur ein kleines Stück von ihrer Meinung abweicht«, klagte ihr Freund dem älteren Bruder von Frau Meinert eines Tages. »Das kenne ich zur Genüge«, entgegnete er. »Das war bei ihr schon in der Jugendzeit so. Sie musste immer das letzte Wort haben, und es galt nur ihre Meinung. Wenn es nicht nach ihrem Kopf ging, rastete sie sofort aus. Ich habe den Eindruck, das ist heute noch schlimmer als früher.«

»Dabei fällt mir ein«, fuhr der Bruder fort, »dass sie sich nicht nur gegenüber uns Menschen so verhielt, sondern auch gegenüber Tieren. Wir hatten einen Hund, den sie abgöttisch liebte. Das ging so weit, dass sie jede freie Minute mit ihm verbrachte und ihn sogar mit in ihr Bett nahm. Meine Eltern waren machtlos dagegen. Auch wenn sie es ihr verboten, den Hund nachts ins Bett zu nehmen, stand sie auf, kaum dass alle schliefen, und holte ihn zu sich. Sie behauptete immer, der Hund und sie verstünden sich total. Sie wisse, was er denke und fühle, und er wisse das auch von ihr.«

»Es klingt unglaublich«, meinte er und schüttelte den Kopf, »aber sie trug den Hund wie ein Baby umher und ließ ihn fast keinen Schritt mehr laufen. Der ehemals lebhafte Hund wurde im Laufe der Zeit fett und träge, und manchmal hatte ich den Eindruck, er läge nicht wohlig und zufrieden, sondern wie in einem Schraubstock in ihrem Arm. Der Hund musste so sein und genau das tun, was meine Schwester wollte. Das ging so weit, dass man ihn eines Tages kaum mehr dazu bekam, spazieren zu gehen – und zwar genau in der Zeit, als sie sich beim Sport eine Knieverletzung zugezogen hatte und sich nicht viel bewegen durfte. Obwohl wir Geschwister uns darüber lustig machten und es nicht glauben wollten, wenn sie behauptete, der Hund wisse alles über sie, mussten wir doch feststellen, dass zwischen den beiden eine ganz merkwürdige, uns fast unheimliche Bindung bestand. Es war so etwas wie ein unsichtbares Band, das sie gleichsam aneinanderkettete. Wirklich merkwürdig!«

Waren schon die Beziehungen zu Familienangehörigen und Freundinnen aufgrund des Verhaltens von Frau Meinert schwierig, so gestaltete sich die Beziehung zu ihrem Freund nochmals um etliches komplizierter. Sie hatte ihn vor einigen Monaten in einem Italienischkurs kennengelernt und genoss es, dass er sich sehr um sie bemühte. Ihm war schon bei den ersten Treffen aufgefallen, dass Frau Meinert eine einmal von ihr gefasste Meinung unnachgiebig vertrat und durch kein Argument davon abzubringen war, selbst wenn sie sich offensichtlich geirrt hatte.

Anfangs hatte dem Freund diese bestimmende Art von Frau Meinert noch imponiert, und er hatte sie als Ausdruck großer Selbstsicherheit interpretiert. Doch zunehmend empfand er sie als einengend und geradezu diktatorisch. Bei sämtlichen Entscheidungen gab sie den Ton an und beharrte unerbittlich darauf, dass alles bis ins letzte Detail nach ihrer Vorstellung ablief. Dies betraf etwa die Wahl des Ferienortes und des Hotels ebenso wie die Wahl der Gerichte, die sie miteinander aßen, aber auch die Entscheidung, welchen Film sie im Kino und welche Sendung sie im Fernsehen anschauten. Auch bei Diskussionen über politische und soziale Themen gab es nur eine einzige Meinung, nämlich die von Frau Meinert. Ein Gespräch mit ihr darüber, dass er andere Vorstellungen von einigen Dingen hatte, war völlig unmöglich. Und auch der Hinweis des Freundes darauf, dass er zu einer bestimmten Aktivität, die sie an diesem Tag geplant hatte, keine Lust habe, prallte an ihr ab. Entweder überhörte sie seine Wünsche oder sie geriet – wenn er sie unmissverständlich äußerte – in Wut und beschimpfte ihn in der übelsten Weise.

In derartigen Situationen spürte der Freund, dass Frau Meinert es nicht ertrug, dass seine Vorstellungen und Wünsche auch nur geringfügig von den ihren abwichen. Mitunter formulierte sie selbst dies auch, wenn sie ihm beispielsweise vorwarf, er äußere jetzt eine andere Meinung, nur um sie zu ärgern, doch im Grunde gehe er ja völlig einig mit ihr.

Dieses Bestehen von Frau Meinert auf totaler Übereinstimmung zwischen ihnen ging so weit, dass sie von ihrem Freund erwartete, die gleiche Stimmung zu haben wie sie. Wenn sie sich bedrückt oder müde fühlte, sollte er sich genauso fühlen und dementsprechend verhalten. Und wenn sie lustig war, sollte er in der gleichen Stimmung sein. Spürte sie, dass er in einer anderen Stimmung war, wendete sie sich empört gegen ihn und warf ihm vor, nicht mit ihr solidarisch zu sein.

Auf diese Weise wurde das Zusammensein mit Frau Meinert für den Freund mit der Zeit zu einem wahren Gefängnis, in dem ihm jegliche Freiheit und Individualität genommen wurde. »Sie kann einfach nicht akzeptieren, dass ich anders bin als sie«, klagte er Frau Meinerts Bruder, als er einmal in seiner Verzweiflung mit ihm über seine Beziehung zu ihr sprach. »Ich muss immer wieder an das denken, was du mir über ihren Umgang mit dem Hund erzählt hast. Ich komme mir manchmal genauso vor, als wenn sie mich wie in einem Schraubstock im Arm hält, wie damals den Hund. Sie presst mich in ein Schema, das nur in ihrem Kopf besteht. Das bin aber nicht ich. Sie liebt eigentlich nicht mich, sondern das Bild, das sie sich von mir macht – und das ist letztlich ein Spiegelbild von ihr selbst.«

Wie diese Äußerungen des Freundes zeigen, liegt das Problem bei Menschen wie Frau Meinert darin, dass sie bei ihren Bezugspersonen keine Individualität dulden. Sie ertragen es nicht, dass Angehörige oder Freundinnen und Freunde anders denken, fühlen und handeln als sie selbst. Sie wünschen sich nicht nur – wie wir alle – Kontakte zu Menschen, die ihnen in der einen oder anderen Art ähnlich sind, sondern sie zwingen andere, ihnen gleich zu sein. Wie die Episode mit Frau Meinerts Hund zeigt, gilt dies nicht nur für Menschen, sondern sogar für Tiere.

Schon die Wahrnehmung des geringsten Unterschieds kann bei Menschen mit einer Borderlinestörung enorme Ängste auslösen. Wie Frau Meinert versuchen sie so lange wie möglich, die Unterschiede auszublenden, und geraten in eine ohnmächtige, oft mit Verzweiflung gepaarte Wut, wenn offenkundig wird, dass die andere Person ihre eigenen Vorstellungen und Wünsche hat. So ist eine Beziehung, in der die Individualität der anderen Person wahrgenommen und respektiert wird, für Menschen wie Frau Meinert nicht möglich.

Dies ist ein bei Menschen mit Borderline weit verbreitetes Beziehungsmuster. Diesem liegt nicht die eingangs erwähnte, uns allen bekannte Sehnsucht nach einer vertrauensvollen Beziehung zu einem Menschen, der uns in manchem ähnlich ist, zugrunde. Es ist vielmehr die unerbittliche, kompromisslose Forderung einer völligen Gleichschaltung, die jegliche Eigenständigkeit der anderen Person – und sogar des Tieres – unterdrückt. Es ist ein Gefängnis für Sie als Angehörigen oder Freundin, in dem Sie sich, wie Frau Meinerts Freund, eingesperrt fühlen.

Eine Gleichheit dieser extremen Art kann es in der Realität nie geben. Weil ihm dies im tiefsten Innern eigentlich klar ist, kämpft ein Mensch mit einer Borderlinestörung wie verzweifelt darum, seine Bezugspersonen um jeden Preis zu beherrschen und von sich abhängig zu machen. So hofft er, doch noch irgendwie eine totale Übereinstimmung mit der anderen Person herbeiführen zu können. Er nimmt seine Umwelt oft nur in den Kategorien »Freund« oder »Feind« wahr. Entweder müssen Sie als Angehöriger oder Freundin sich seinen Forderungen nach Gleichheit unterwerfen, oder Sie sind sein Feind und damit Ziel seines Hasses. Beziehungen dieser Art verlaufen letztlich nach dem Schema: »Und willst du nicht mein Bruder sein, so schlag′ ich dir den Schädel ein.«

Dieser Spruch verdeutlicht, welche enorme Aggression hinter dem kompromisslosen Bestehen auf Gleichheit liegt. Sie haben sich vielleicht immer wieder gefragt, was die Ursachen dieser Aggression sind. Es ist eine bekannte Tatsache, dass Aggression oft Ausdruck von großer Angst ist. Statt sich der eigenen Angst bewusst zu werden und sich mit ihr in konstruktiver Weise auseinanderzusetzen, neigen Menschen nicht selten dazu, gleichsam eine Flucht nach vorne anzutreten, in der Hoffnung, auf diese Weise die Ursache der Angst aus dem Weg zu räumen. Für Menschen mit einer Borderline-Persönlichkeitsstörung bedeutet dies: Sie fürchten aufgrund ihres geringen Selbstbewusstseins, von anderen Menschen verachtet und abgelehnt zu werden. Indem sie unerbittlich darauf bestehen, dass der ihnen Nahestehende ihnen gleich sein muss, versuchen sie, die Angst vor der Einsamkeit zu bekämpfen.

Wie das Beispiel von Frau Meinert zeigt, ist dies indes eine Strategie, die tragischerweise gerade zum Gegenteil führt: Der Freund fühlt sich wie erdrückt von ihr und hält dieses »Gefängnis«, wie er die Situation bezeichnet, nicht mehr aus. Schließlich bricht er den Kontakt ab. Vielleicht ist es Ihnen als Freundin oder Freund eines Menschen mit Borderline ganz ähnlich ergangen. Im Beispiel von Jan (im vorangegangenen Kapitel) befindet sich dessen Freundin in einer solchen Situation. Auch sie erträgt es schließlich nicht länger, sich von ihm total beherrschen zu lassen, und zieht sich von ihm zurück.

Fatalerweise sieht sich ein Mensch wie Frau Meinert durch den Rückzug der betreffenden Bezugsperson in seiner permanenten Befürchtung, von anderen Menschen nicht geliebt und nicht wertgeschätzt zu werden, bestätigt. So wird das Verlassenwerden, vor dem er so viel Angst hat, zwar Realität. Doch wird sein Selbstwertgefühl durch die Bestätigung seiner Vorannahme wenigstens einigermaßen stabilisiert: Er hat ja Recht gehabt. Die Heftigkeit, mit der diese Strategie eingesetzt wird, zeigt indes, wie groß die Angst vor dem Verlassenwerden tatsächlich ist.

Für Sie als Angehörigen oder Freundin eines Menschen mit einer Borderlinestörung resultiert daraus eine schwierige Situation. Auf der einen Seite mag Ihnen Ihr Angehöriger leidtun, und Sie spüren unter Umständen, wie verzweifelt er darum kämpft, von Ihnen akzeptiert zu werden. Auf der anderen Seite aber leiden Sie selbst massiv darunter, dass er Ihnen jegliche Individualität abspricht und von Ihnen die totale Anpassung an das Bild fordert, das er sich von Ihnen macht. Vermutlich fühlen Sie sich wie Frau Meinerts Freund über kurz oder lang wie in einem Würgegriff, der Ihnen die Luft zum Atmen nimmt.

Hinzu kommt, dass in solchen symbiotischen Beziehungen, die keine klaren Grenzen zwischen den Partnern anerkennen, Sie nicht als Person wahrgenommen werden, sondern Sie letztlich, wie Frau Meinerts Freund dies formuliert, nur ein Abbild Ihres Angehörigen sind. So kränkend es für Sie vielleicht auch ist, müssen Sie einsehen: Er liebt nicht Sie, sondern in Ihnen und durch Sie nur sich selbst.

Genau in dieser Situation liegt aber auch die Tragik solcher Beziehungsformen. Auf diese Weise können keine erfüllenden, liebevollen Beziehungen zwischen Menschen entstehen. So bleibt etwa Ihre Freundin mit einer Borderlinestörung letztlich einsam, da sie all das, was Sie ihr an Zuwendung und Wertschätzung geben, gar nicht wahrnimmt, da sie voller Angst nur auf sich selbst starrt. Da sich Menschen mit Borderline sehr schwertun, Vertrauen zu anderen Menschen aufzubauen, wird Ihre Freundin allen Ihren Liebesbeweisen misstrauen und Ihnen immer wieder unterstellen, Sie meinten es nicht wirklich ernst mit ihr. Aber durch ebendieses dauernde Misstrauen wird sie Sie schließlich tatsächlich verlieren, weil Sie den Druck, den Ihre Freundin dadurch auf Sie ausübt, auf die Dauer nicht ertragen.

Insofern vergiftet die Forderung von Menschen mit einer Borderlinestörung, andere sollten sich ihnen bedingungslos unterwerfen und gleichsam ein Zwilling von ihnen sein, jegliche Beziehung, und es kommt zu einer Selffulfilling Prophecy, einer sich selbst erfüllenden Prophezeiung: Der Mensch mit Borderline ist davon überzeugt, dass niemand ihn wirklich wertschätzt, und bewirkt dadurch, dass er von Angehörigen wie von Freundinnen und Freunden eine totale Gleichschaltung fordert, genau das von ihm gefürchtete Verhalten seiner Bezugspersonen: Sie ziehen sich tatsächlich von ihm zurück.

Auch wenn Sie Ihren Partner oder Ihre Freundin mit Borderline noch so gern haben, wird für Sie der Moment kommen, in dem Sie sich davor schützen müssen, immer tiefer in dieses destruktive Beziehungsmuster hineingezogen zu werden. Außerdem ist es auch eine Frage des Selbstrespekts, die Sie irgendwann an den Punkt bringen wird, an dem Sie sagen: »Es ist genug! So nicht mit mir!«

Diese Reaktion ist leider nicht selten die einzige Möglichkeit, die Ihnen bleibt, wie schon im Kapitel »Ich fühle mich durch seine Erwartungen an unsere Beziehung total erdrückt!« dargestellt wurde. Dadurch, dass Sie die dauernden Entwertungen Ihres Freundes oder Ihres Familienangehörigen geduldig über sich ergehen lassen, helfen Sie ihm nicht. Er sieht sich entweder in der Berechtigung seines Verhaltens bestätigt oder wird Sie sogar noch verachten, weil er Ihre Rücksicht nicht als Zeichen Ihrer Zuneigung, sondern als Ausdruck Ihrer Schwäche interpretiert. Indem Sie Respekt einfordern und ihm klarmachen, dass es für Sie eine Grenze gibt, die auch er nicht überschreiten darf, kann es Ihnen im günstigsten Fall gelingen, ihn emotional zu erschüttern und eine Verhaltensänderung bei ihm einzuleiten. Oft sind dies auch Situationen, in denen Menschen mit einer Borderlinestörung die Einsicht gewinnen, dass sie dringend einer Psychotherapie bedürfen.

Eine Distanzierung ist im Fall solcher destruktiver Beziehungsmuster, wie ich sie am Beispiel von Frau Meinert geschildert habe, aber auch deshalb nötig, weil Sie sich selbst schützen müssen. Unbegrenzt können auch Sie nicht in einem derartigen Beziehungsgefängnis leben, das Ihnen keinen Raum für ein eigenständiges Leben und für die Entwicklung von Individualität lässt. Es ist deshalb wichtig, dass Sie spüren – und dieses Gefühl auch ernst nehmen –, wann der Punkt erreicht ist, an dem Sie sich zurückziehen müssen, um nicht selbst Schaden zu erleiden.

Auf den Punkt gebracht

- Nahe Beziehungen von Menschen mit einer Borderline-Persönlichkeitsstörung weisen oft eine symbiotische Struktur auf, die keine Unterschiede zwischen den beiden Personen duldet.
- Der Partnerin bzw. dem Partner wird in einer solchen Beziehung jegliche Individualität abgesprochen.

- Werden Unterschiede offenkundig, so kann dies massive Wut bei dem Menschen mit Borderline auslösen.
- Der Forderung nach totaler Übereinstimmung liegen ein geringes Selbstwertgefühl und massive Ängste vor dem Verlassenwerden zugrunde.
- Im Grunde liebt ein Mensch mit einer Borderlinestörung, der eine solche Beziehungsform entwickelt hat, nicht seine Partnerin bzw. seinen Partner, sondern das Bild, das er sich von ihr/ihm gemacht hat, d. h., er »liebt« letztlich nur sich selbst.
- Tragischerweise kommt es in Beziehungen dieser Art oft zu einer Selffulfilling Prophecy, indem durch die kompromisslose Forderung nach Gleichheit genau das herbeigeführt wird, was die Menschen mit einer Borderlinestörung am meisten fürchten: dass sich andere von ihnen zurückziehen.
- Es ist ein destruktives Beziehungsmuster, aus dessen Umklammerung Sie als Partner oder Freundin sich über kurz oder lang werden befreien müssen, um auf die Dauer nicht selbst Schaden zu leiden.

10. »Hoffentlich tut sie sich nichts an!«

Die Tendenz zur Selbstschädigung ist eines der wesentlichen Merkmale der Borderline-Persönlichkeitsstörung. Die Selbstschädigung kann sich im psychischen und körperlichen Bereich, aber auch im sozialen Leben dieser Menschen zeigen und führt häufig zu schwerwiegenden Einbußen an Lebensqualität. Im Fall der körperlichen Selbstschädigung tritt sie häufig in Form des Sich-Schneidens auf, kann aber auch bis zum Suizid führen.

Frau Maurer ist eine 20-jährige Verkäuferin, die seit ihrem 13. Lebensjahr in verschiedenen psychiatrischen Kliniken hospitalisiert war. Sie hatte bei mehreren Psychotherapeuten Behandlungen begonnen, sie aber jeweils nach kurzer Zeit wieder abgebrochen. Die Hauptsymptome waren von Beginn an Selbstverletzungen, indem Frau Maurer sich mit Rasierklingen zum Teil tiefe Schnitte an den Armen und an den Oberschenkeln sowie Brandwunden mit Zigaretten zufügte.

Nach den Gründen für dieses Verhalten gefragt, konnte Frau Maurer lediglich angeben, sie »müsse« sich verletzen, um sich von den unerträglichen Spannungen, unter denen sie immer wieder stehe, zu befreien. Die Behandelnden hatten wiederholt darauf hingewiesen, dass sie sich durch besonders tiefe Schnitte in der Nähe der Schlagader einige Male extrem gefährdet habe. Es sei Glück gewesen, dass sie rechtzeitig gefunden worden sei. Sonst hätten die Verletzungen zum Tod führen können. Frau Maurer zuckte bei solchen Hinweisen lediglich mit den Schultern und entgegnete: »Dann wäre halt Schluss gewesen. Umso besser! Ich habe das Leben sowieso satt.«

Das Gleiche wiederholte Frau Maurer auch gegenüber ihrer Mutter und ihrer Schwester, mit denen sie zusammenlebte. Die Mutter und die Schwester hatten diese Äußerungen anfangs nicht ernst genommen. Seit es jedoch durch die Selbstverletzungen zweimal zu lebensbedrohlichen Situationen gekommen war, schwebten sie permanent in Angst, Frau Maurer könne sich etwas antun. Wenn dann noch der direkte Hinweis von ihr hinzukam, sie habe das Leben satt, gerieten die Mutter und die Schwester in helle Panik.

In solchen Situationen hatte sich die Mutter wiederholt an die ihre Tochter behandelnden Psychotherapeuten gewendet. Doch erfuhr sie von deren Seite keine wirkliche Beruhigung. Zum einen beriefen sich die Therapeuten auf ihre Schweigepflicht, deretwegen sie ohne Einverständnis ihrer Patientin kein Gespräch mit der Mutter führen dürften. Zum anderen äußerten die Behandelnden, sie wüssten um das Problem und seien daran, es mit der Tochter zu bearbeiten. Da diese sich aber immer wieder der Behandlung entziehe, sei es schwierig, hier wirklich Abhilfe zu schaffen. Außerdem seien auch sie mehr oder weniger hilflos, da sie keine Zwangseinweisung vornehmen könnten, wenn lediglich eine Vermutung vorläge, die Tochter könne sich etwas antun.

Frau Maurers Mutter und Schwester blieben angesichts solcher Kommentare der Fachleute völlig verunsichert zurück und schwebten umso mehr in Sorge, als sie sich von den Behandelnden in keiner Weise unterstützt fühlten. Besonders empörend fanden sie die Äußerung eines Oberarztes anlässlich eines Familiengesprächs, das während eines Klinikaufenthaltes von Frau Maurer stattfand: Wenn die Patientin sich wirklich umbringen wolle, könne letztlich keiner etwas dagegen tun. »Sollen wir denn tatenlos zusehen, wie sie sich umbringt?«, hatte die Mutter unter Tränen den Arzt gefragt. Er hatte darauf geantwortet, er habe die Mutter und die Schwester von Frau Maurer durch diesen Hinweis entlasten wollen. Sie müssten sich keine Vorwürfe machen, wenn sich die Patientin tatsächlich das Leben nehme. Dafür trage sie allein die Verantwortung. Mutter und Schwester fühlten sich dadurch indes keineswegs entlastet, sondern gerieten unter noch größeren Druck, da sie sich von den Fachleuten, von denen sie auch für sich Hilfe und Entlastung erwartet hatten, total im Stich gelassen fühlten.

Dies ist eine Situation, wie wir sie recht oft bei Menschen mit einer Borderlinestörung und ihren Angehörigen finden. Wie bei Frau Maurer sind es mitunter Selbstverletzungen wie Sich-Schneiden und Sich-Verbrennungen-Zufügen, die nicht zwangsläufig zum Tod führen, bei denen die Betreffenden unter Umständen aber den Tod in Kauf nehmen. Es wirkt manchmal wie ein »Spiel« mit dem Tod, obwohl es im Grunde eine sehr ernste – und vom Umfeld sehr ernst zu nehmende – Situation ist. Oft ist es am Anfang nur die Bereitschaft, den Tod in

Kauf zu nehmen, woraus später aber auch Suiziddrohungen werden können, hinter denen der bewusste Vorsatz steht, sich das Leben zu nehmen.

Für Sie als Angehörige resultiert daraus eine erhebliche Belastung, sind Sie doch angesichts dieser Situation permanent mit der Möglichkeit eines Suizids konfrontiert. Dabei ist es bei einer Borderline-Persönlichkeitsstörung, selbst für Fachleute, oft schwer einschätzbar, ob überhaupt und wann die betreffenden Menschen ihre suizidalen Impulse in die Tat umsetzen. Monatelang haben sie vielleicht davon gesprochen, mitunter sogar in erpresserischer Weise damit gedroht, sich das Leben zu nehmen, und Angehörige wie therapeutische Fachleute haben die Äußerungen schließlich nicht mehr ernst genommen. Und unvermittelt, unter Umständen durch eine – von außen gesehen – nur geringfügig scheinende Kränkung (etwa die im Kapitel »Die Welt ist für ihn nur schwarz oder weiß ...« bei Herrn Meister beschriebene kritische Äußerung seines Chefs) bedingt, kommt es dann doch zur suizidalen Handlung.

Diese für alle im Umfeld von Menschen mit Borderline schwer erträgliche Situation führt bei Angehörigen, ja selbst bei Fachleuten, mitunter zum Erleben einer extremen Hilflosigkeit, aus der heraus sie (wie im Beispiel von Frau Maurer der Oberarzt) der resignativen Ansicht sind, sie könnten letztlich ja doch nichts gegen die suizidalen Impulse der betreffenden Person tun. Dies hat dann unter Umständen die Konsequenz, dass sie sich, um sich selbst zu schützen, total von der Patientin oder dem Angehörigen zurückziehen.

Eine solche Reaktion ist durchaus verständlich und kann für Sie als Angehörigen oder Freundin tatsächlich einen Schutz darstellen, indem sie für das kranke Familienmitglied nicht eine Verantwortung übernehmen, die Sie letztlich nicht tragen können und an der Sie unter Umständen sogar selbst Schaden nehmen. Insofern stimmt im Grunde die Äußerung des Oberarztes anlässlich der Familiensitzung. Nur ist auch verständlich, dass sie bei der Mutter und der Schwester von Frau Maurer Empörung auslöst, da sie sie als sarkastisch empfinden und sich nun auch von den Fachleuten total im Stich gelassen fühlen.

Was können Sie als Angehöriger oder Freundin eines Menschen mit einer Borderlinestörung tun, wenn Sie mit einer so massiven

Selbstschädigung, wie die Möglichkeit eines Suizids sie darstellt, konfrontiert sind?

Es ist eine bekannte und von Fachleuten häufig eingesetzte Strategie, eine Person, von der man annimmt, sie könne suizidal sein, darauf anzusprechen. Mitunter wird eingewendet, durch Fragen, die suizidale Absichten thematisierten, bringe man die betreffende Person unter Umständen erst auf die Idee, sich etwas anzutun. Man solle doch besser keine »schlafenden Hunde wecken«. Genau das Gegenteil ist der Fall! Durch die Frage, ob jemand auch schon daran gedacht hat, sich das Leben zu nehmen, bringt man eine Person, die nicht suizidal ist, nicht auf diese Idee. Wer sich aber tatsächlich damit beschäftigt, seinem Leben ein Ende zu setzen, empfindet es im Allgemeinen als Entlastung, diese Gedanken nicht mehr mit sich allein abmachen zu müssen, sondern mit einem anderen Menschen darüber sprechen zu können.

Aus diesem Grund ist es sinnvoll, dass Sie Ihre Angehörige direkt darauf ansprechen, wenn Sie den Eindruck haben, sie trägt sich mit Selbsttötungsabsichten oder tut – wie im Beispiel Frau Maurer – Dinge, mit denen sie sich massiv gefährdet. Es ist klar, dass Sie ein solches Gespräch nicht erzwingen können. Und selbstverständlich ist es auch das Recht Ihrer Angehörigen, jedes Gespräch über suizidale Absichten und andere Selbstschädigungen zu verweigern. Oft spielt dabei Scham eine zentrale Rolle.

Dennoch ist es – und zwar für beide von Ihnen – wichtig, dass Sie das Gespräch suchen. Für die Angehörige signalisieren Sie durch Ihre Frage Ihre prinzipielle Bereitschaft, mit ihr über die suizidalen Gedanken und Pläne zu sprechen. Auch wenn sie dieses Angebot – zumindest im Moment – noch nicht annimmt, haben Sie damit eine Tür geöffnet und bieten Ihrer Angehörigen die Möglichkeit, sich irgendwann einmal an Sie zu wenden, weiß sie doch, dass Sie prinzipiell für ein solches Gespräch bereit sind.

Die suizidalen und anderen selbstschädigenden Impulse und Verhaltensweisen anzusprechen, hat aber nicht nur für Ihre Angehörige, sondern auch für Sie selbst eine positive Wirkung. Auch Sie bleiben durch Ihre Frage nicht mehr allein mit Ihren Vermutungen und Sorgen, Ihre Angehörige könne sich etwas antun, sondern bringen diese

Gedanken und Gefühle in einen Dialog. Unabhängig davon, ob Ihre Angehörige das Gesprächsangebot annimmt oder nicht, haben Sie Ihre Gefühle zumindest einmal ausdrücken können. Sie werden merken, dass dies bereits eine gewisse Entlastung mit sich bringt. Selbstverständlich werden Sie sich nochmals besser fühlen, wenn Ihre Angehörige auf Ihr Gesprächsangebot eingeht.

Was aber, wenn Ihre Angehörige zwar auf Ihre Frage nach suizidalen Impulsen eingeht, die Antwort aber, wie bei Frau Maurer, lautet: »Es ist mir egal, wenn ich mich gefährde« oder sogar »Ja, ich will mich umbringen«? Wie im Beispiel geschildert, stürzen derartige Äußerungen Angehörige und Freunde in große Not, weil sie sich angesichts derartiger Drohungen völlig ohnmächtig fühlen. Sie werden wahrscheinlich versuchen, Gegenargumente zu finden und darauf hinzuweisen, dass das Leben doch auch viele positive Seiten habe. Vielleicht werden Sie Ihre Angehörige auch emotional zu erreichen versuchen, indem Sie ihr klarmachen, was sie Ihnen als Angehörige durch einen Suizid antun würde. Oder Sie werden auf die Möglichkeit fachlicher Hilfe hinweisen, vielleicht auch sich anerbieten, bei der Suche nach Fachleuten behilflich zu sein oder auch Ihre Angehörige dahin zu begleiten.

Dies alles sind zweifellos hilfreiche und unter Umständen durchaus wirksame Strategien. Auch wenn sich nicht sofort Lösungen abzeichnen – was bei schwerer, chronischer Suizidalität auch nicht zu erwarten ist –, sind und bleiben Sie durch eine solche Diskussion im Kontakt mit Ihrer Angehörigen. Dies ist im Allgemeinen von großer Bedeutung. Hinzu kommt, dass Sie sich durch das Gespräch und durch die Planung möglicher Schritte zum Schutz vor dem Suizid auch nicht mehr in dem Maße ohnmächtig fühlen wie zuvor.

Was aber, wenn alle Ihre Versuche, Ihre Angehörige vom Suizid abzuhalten, fehlschlagen? Wenn die Antwort, wie bei Frau Maurer, lautet: »Dann ist eben Schluss. Und das ist auch gut so«? Dies ist eine Situation, mit der sich Angehörige und Freundinnen oder Freunde von Menschen mit einer Borderlinestörung nicht selten konfrontiert sehen. Die Belastung der Bezugspersonen wird umso größer, wenn die Suizidalität sich noch mit einer erpresserischen Tendenz (»Wenn ihr nicht das oder jenes für mich tut, bringe ich mich um«) oder mit Vorwürfen an Sie verbindet (»Ihr seid schuld, dass es mir so schlecht geht. Ihr habt es euch selbst zuzuschreiben, wenn ich meinem Leben ein Ende setze«).

Sie befinden sich in diesem Fall in einer äußerst schwierigen Lage. Auf der einen Seite können und dürfen Sie sich durch Drohungen und erpresserische Hinweise nicht manipulieren lassen. Denn die Schraube der Manipulation würde mit jedem Nachgeben Ihrerseits immer fester angezogen, und dies wäre der Anfang vom Ende: Irgendwann würden Sie zwangsläufig an den Punkt geraten, an dem Sie Nein sagen müssten. Auf der anderen Seite aber würden Sie in furchtbare Konflikte gestürzt, wenn Ihre Angehörige oder Ihre Freundin sich tatsächlich etwas antäte, weil Sie ihre Forderung nicht erfüllt haben.

Das Problem bei suizidalen Impulsen, selbst wenn sie unter Umständen demonstrativ geäußert werden, ist, dass wir sie in jedem Fall ernst nehmen müssen. Es mag sogar sein, dass die Person selbst nicht unbedingt die Absicht hat zu sterben, sondern nur mit dem Suizid droht und eine aus ihrer Sicht nur gefährliche Situation herbeiführt, z. B. Tabletten zu schlucken, deren Wirkung sie selbst nicht für tödlich hält. Dennoch kann durch unglückliche Umstände, z. B. eine zu hohe Dosierung der Medikamente oder weil nicht mehr rechtzeitig Hilfe kommt, der Tod die Folge sein.

Dieses Ernstnehmen jedes Hinweises auf Suizidalität macht die Situation für Sie als Angehörigen oder Freundin jedoch nochmals schwieriger. Einerseits wäre es verhängnisvoll, sich durch eine Suiziddrohung manipulieren zu lassen. Andererseits aber muss jeder entsprechende Hinweis ernst genommen werden. Hier stellt sich für Sie die Frage, wie Sie sich aus diesem Dilemma befreien können.

Gewiss macht es Sinn, dass Sie mit Ihrem Angehörigen oder Freund sprechen und versuchen, ihm aufzuzeigen, in welch schwierige Lage er Sie bringt. Wie oben ausgeführt, werden Sie auch auf die Notwendigkeit fachlicher Hilfe aufmerksam machen. Oft aber fruchten derartige Hinweise nichts. In diesem Fall sollten Sie sich unbedingt Hilfe von außen holen. Es besteht sonst die Gefahr, dass Sie selbst krank werden, weil Sie dem permanenten Druck, dem Sie durch die Suiziddrohungen ausgesetzt sind, schließlich nicht mehr standhalten können.

Gerade wenn Sie – irrigerweise! – meinen, Sie könnten mit einer solchen stressvollen Situation schon »irgendwie« umgehen, überfordern Sie sich in der Regel. Es mag eine gewisse Zeit gehen. Aber schließlich sind auch Ihre Kräfte erschöpft, und Sie erleiden psychisch und/oder körperlich einen Zusammenbruch. Damit ist weder Ihnen selbst noch Ihrem Angehörigen gedient.

Es gilt also in einer solchen belastenden Situation unbedingt, sich Hilfe von außen zu holen. Dies kann ein klärendes Gespräch mit Verwandten oder Freunden sein. Allein die Tatsache, dass Sie sich einem anderen Menschen gegenüber äußern, bringt bereits eine gewisse Entlastung. Dabei werden Sie bemerken, dass die Situation dadurch, dass Sie sie einem anderen Menschen schildern, Ihnen selbst klarer wird. Außerdem geben Ihnen die verbalen und nonverbalen Reaktionen Ihres Gesprächspartners wichtige Hinweise, die Ihnen helfen können, die Situation und Ihr eigenes Verhalten besser zu verstehen.

Schon ein erstauntes Hochziehen der Augenbrauen oder das Verständnislosigkeit ausdrückende Kopfschütteln Ihres Gesprächspartners sind wichtige Signale und können Reflexionsprozesse bei Ihnen auslösen. Oder die erstaunte Frage: »Und das machst du alles mit, ohne dich zu wehren?«, lässt Sie vielleicht erstmals daran zweifeln, dass Ihre Bereitschaft, auf jede Erpressung Ihres Angehörigen oder Freundes einzugehen, wirklich nötig und sinnvoll ist.

Auch wenn solche Gespräche mit Freundinnen und Freunden oder Angehörigen sehr wichtig sind, reichen sie bei Konflikten mit Menschen mit einer Borderlinestörung oft jedoch nicht aus. Es ist dann sinnvoll, sich fachliche Hilfe zu holen. Wenn Sie einen Hausarzt haben, der Erfahrung mit Borderline-Persönlichkeiten hat, können Sie sich mit ihm beraten, wie Sie mit Ihrem Angehörigen oder Ihrer Freundin mit Borderlinestörung am besten umgehen sollten. Sonst bietet es sich an, sich von psychologischen oder psychiatrischen Fachleuten beraten zu lassen.

Sie können und sollten darüber hinaus bei den Fachleuten aber auch Hilfe für sich selbst suchen. Wichtige Themen sind beispielsweise: Wie können Sie sich in sinnvoller Weise von Ihrem Angehörigen oder Freund mit einer Borderlinestörung abgrenzen, ohne unter massive Schuldgefühle zu geraten und dadurch immer wieder erpressbar zu werden? Warum trauen Sie sich nicht, Ihrem Angehörigen Contra zu geben? Welchen Anteil haben Sie selbst daran, dass es zu einer so engen emotionalen Verstrickung zwischen Ihnen und Ihrem Angehörigen oder Freund mit Borderline gekommen ist?

Derartige Gespräche bieten zum einen Raum für eine Beratung darüber, welches Verhalten Ihrerseits sinnvoll ist und sich konstruktiv für Sie selbst und Ihren Angehörigen auswirkt. Auf der anderen Seite können Sie mit psychologischen oder psychiatrischen Fachleuten aber auch ein Stück weit Ihre eigene Situation klären und mehr Einblick in Ihre eigene Lebensgeschichte und Persönlichkeit gewinnen. Wie so oft im Leben kann eine Krise wie die, die Sie mit einem Ihnen nahestehenden Menschen mit Borderline erleben, Anlass für eine fruchtbare Auseinandersetzung mit der eigenen Person werden. Diese Chance sollten Sie nutzen. Auf diese Weise werden die vielleicht quälenden und Sie belastenden Auseinandersetzungen mit Ihrem an Borderline leidenden Angehörigen oder Freund unversehens zur Herausforderung für Sie und können zu einem persönlichen Wachstum führen.

Auf den Punkt gebracht

- Menschen mit einer Borderline-Persönlichkeitsstörung zeigen oft erhebliche Selbstschädigungstendenzen, vor allem in Form von Sich-Schneiden und Suizidalität.
- Die Motive für die Selbstverletzungen sind unterschiedlicher Art. Beim Sich-Schneiden ist es vielfach die Spannungsabfuhr und die Suche danach, sich zu spüren. Bei den Selbsttötungsimpulsen ist es der Eindruck, keinen Ausweg mehr zu wissen, aber auch die Wut auf die Umgebung, von der der Kranke sich verlassen und betrogen fühlt.
- Das Selbstverletzungsverhalten löst beim sozialen Umfeld große Angst und Hilflosigkeit aus.
- Wenn Sie bei Ihrer Angehörigen mit einer Borderlinestörung suizidale Tendenzen vermuten, sprechen Sie sie direkt darauf an. Nur so können Sie eruieren, ob aktuell Gefahr im Verzug ist.

- Wenn Sie den Eindruck gewinnen, Ihre Angehörige habe konkrete Suizidpläne, sollten Sie fachliche Hilfe suchen. Unter Umständen ist eine Klinikeinweisung ins Auge zu fassen.
- Suizidalität wird von Menschen mit Borderline mitunter auch als Erpressung (»Wenn ihr das nicht für mich tut, bringe ich mich um«) und als Vorwurf (»Ihr seid schuld, dass es mir schlecht geht und ich mich umbringen werde«) mit dem Ziel der Manipulation eingesetzt.
- Es ist schwierig für Sie, solchen Manipulationen standzuhalten. Sie sollten ihnen aber dennoch nicht nachgeben, da sich daraus eine immer enger werdende Spirale von Erpressungen entwickeln kann.
- Um dem Druck standhalten zu können, sollten Sie sich in einer solchen Situation unbedingt private und/oder fachliche Hilfe holen.

11. »Er bleibt mir einfach ein Rätsel ...«

Herr Klüwer hat mit seinen 45 Jahren bereits eine lange Liste von Aufenthalten in psychiatrischen Kliniken und von ambulanten psychotherapeutischen Behandlungen aufzuweisen. Das Besondere dabei ist, dass er schon nahezu alle Diagnosen erhalten hat, die in den psychiatrischen Diagnosesystemen aufgeführt sind. Ist ihm in der einen Klinik eine neurotische Störung attestiert worden, so heißt es im Entlassbericht einer anderen Klinik, er leide unter einer schizophrenen Erkrankung. Nochmals anders beurteilte ihn ein Psychiater, der Herrn Klüwer einige Monate ambulant behandelt hatte: sein Patient leide unter einer schweren Depression (»Major Depression«). Demgegenüber hieß es im Bericht einer Psychologin, welche die Kostenübernahme der Behandlung bei einer Krankenkasse beantragt hatte, beim Patienten gehe es um eine posttraumatische Belastungsstörung aufgrund einer Traumatisierung durch einen Überfall, dessen Opfer er geworden sei. Im Abschlussbericht einer psychotherapeutischen Einrichtung, in der Herr Klüwer nach einem Suizidversuch behandelt worden war, hieß es, diagnostisch sei an eine schwere dissoziale Persönlichkeitsstörung zu denken. Dem widersprach indes der Psychotherapeut, der anschließend die ambulante Psychotherapie übernahm, vehement. Es liege zwar eine Persönlichkeitsstörung vor, aber es handle sich nicht um eine solche dissozialer Art, sondern um eine dependente (abhängige) Persönlichkeit mit starken narzisstischen (das Selbstwerterleben betreffenden) Störungsanteilen.

Im Rahmen einer Notaufnahme in einem allgemeinen Krankenhaus (Herr Klüwer war völlig betrunken auf der Straße aufgefunden und zur Ausnüchterung ins Krankenhaus gebracht worden) fragte sich die konsiliarisch hinzugezogene Psychiaterin schließlich, ob der Patient überhaupt psychisch krank sei. Ihr erscheine er eigentlich gesund. »Er führt uns alle einfach an der Nase herum und spielt uns Theater vor«, war ihr abschließender Kommentar.

Es mag Sie als Leserin bzw. Leser ohne große Erfahrung mit psychiatrischen Krankheitsbildern und ihrer Diagnostik enorm irritieren zu erfahren, dass ein und dieselbe Person von verschiedenen kompetenten Fachleuten so unterschiedlich eingeschätzt wird. Wie ist es möglich, dass das Spektrum der diagnostischen Beurteilungen von schwersten psychischen Erkrankungen wie »Schizophrenie« und »Major Depression« bis zu »gesund« reicht? Wenigstens die Fachleute müssten doch in der Lage sein, die richtige Diagnose zu stellen, und sich dabei doch zumindest einigermaßen einig sein. »Was sind das denn für diagnostische Instrumente, die zu so komplett widersprüchlichen Beurteilungen führen?«, werden Sie sich fragen.

Ähnlich wie den Fachleuten geht es auch den privaten Bezugspersonen von Herrn Klüwer. Wenn man sie fragt, wie sie ihn erleben, ist die übereinstimmende Reaktion ein Schulterzucken und die Aussage: »Er bleibt mir einfach ein Rätsel!«

Herr Klüwer lebt allein in einer kleinen Zwei-Zimmer-Wohnung. Er hat nach Abschluss der Realschule eine Ausbildung als kaufmännischer Angestellter absolviert und arbeitet seit 15 Jahren in einer Speditionsfirma, wo er Termine entgegennimmt, die Lieferung von Verpackungsmaterial an die Kunden organisiert und die Abrechnungen kontrolliert. Er ist so etwas wie ein »Mädchen für alles«. Eigentlich ist sein Chef mit seinen Leistungen nicht zufrieden, weil Herrn Klüwer immer wieder Fehler unterlaufen und er oft unkonzentriert arbeitet. Außerdem kommt es fast jeden Monat zu Absenzen von mindestens ein bis zwei Tagen. »Ich habe mich nicht wohl gefühlt. Darum konnte ich nicht zur Arbeit kommen«, war jeweils die Begründung von Herrn Klüwer.

Einige Male war der Chef kurz davor gewesen, ihm zu kündigen. Aber dann tat ihm sein Angestellter doch leid, und er sprach die Kündigung nicht aus. »Er ist einfach ein armer Teufel«, meinte die Frau des Chefs eines Tages, als ihr Mann ihr berichtete, der Angestellte »feiere mal wieder krank«. »Schau mal«, meinte seine Frau, »er lebt allein in seiner kleinen Wohnung und hat keine Freunde oder Bekannten. Die Arbeit bei uns im Betrieb ist wahrscheinlich der einzige Ort, wo er mit anderen Menschen zusammenkommt. Er tut mir echt leid.« »Aber kannst du spüren, was in ihm vorgeht?«, fragte der Chef seine Frau. »Du erlebst ihn im Büro doch mehr als ich. Für mich ist er ein Buch mit sieben Siegeln. Er ist nie ausgesprochen lustig, aber auch nie traurig und verzweifelt. Er lächelt zwar, wenn ich ihn lobe, und schaut mich wie ein geprügelter Hund an, wenn ich mit ihm schimpfe. Aber was wirklich in ihm vorgeht, weiß ich nicht.« »Das geht mir ganz genauso«, stimmte seine Frau ihm zu. »Ich habe noch nie jemanden erlebt wie ihn. Darum tut er mir auch leid. Irgendetwas stimmt mit ihm nicht.«

Der Kreis der Menschen, mit denen Herr Klüwer Kontakte pflegte, war tatsächlich, wie die Frau des Chefs vermutet hatte, ausgesprochen klein. Einmal in der Woche ging er abends zu seiner Mutter zum Essen. Der Vater war schon gestorben, als Herr Klüwer erst zwei Jahre alt war. Er hatte keine Erinnerungen mehr an den Vater und kannte ihn lediglich von den Fotos, die bei seiner Mutter standen, und von den Geschichten, die sie ihm vom Vater erzählt hatte.

Die Abende mit der Mutter verliefen zumeist still. Herr Klüwer antwortete eher einsilbig auf ihre Fragen, und es folgten immer wieder längere Schweigepausen. Für die Mutter war dies keineswegs bemerkenswert. Sie war daran gewöhnt, dass ihr Sohn von Kindheit an praktisch nie von sich aus etwas berichtete und sich in seinen Äußerungen darauf beschränkte, mit wenigen Worten ein paar sachliche Dinge zu erwähnen. Gefühlsmäßiges hingegen äußerte er nie, und auf Fragen danach, wie es ihm gehe, kannte die Mutter nur die eine stereotype Antwort von ihm: »Es geht so.« Auch für sie, die ihn doch gut kannte, war es unmöglich zu spüren, was in ihm ablief.

Außer den wöchentlichen Besuchen bei der Mutter hatte Herr Klüwer keine engeren Sozialkontakte. Ab und zu ging er zwar mit Kollegen, die er seit der Schulzeit kannte, zu Fußballspielen. Doch geschah das nicht, weil er sich ihnen in irgendeiner Weise verbunden fühlte. Er ging vielmehr mit, weil sie ihn gefragt hatten und er nicht Nein sagen mochte. Auch die Kollegen verband emotional eigentlich nichts mit ihm. Sie forderten ihn nur auf, mit zum Fußballspiel zu kommen, weil es ihnen leidtat, dass er allein zu Hause saß.

Eine Liebesbeziehung hatte Herr Klüwer nie gehabt. Er fand sowohl Frauen als auch Männer attraktiv und beschäftigte sich in seinen sexuellen Fantasien mit beiden Geschlechtern. So schaute er mitunter stundenlang heterosexuelle wie homosexuelle Pornofilme an und onanierte dazu. Ab und zu war er im Internet auch in Chaträume gegangen, in denen sexuelle Kontakte zu Frauen und zu Männern geknüpft werden können, und hatte dort mit Frauen wie mit Männern gechattet. Ihm war selbst nicht klar, ob er homo-, hetero- oder bisexuell war.

Herr Klüwer fand es zwar sexuell erregend, in dieser virtuellen Welt seine Fantasien auszubreiten und die anderer Chatbenutzer zu erfahren. Es waren daraus jedoch nie reale Kontakte entstanden. Auf jeden Versuch einer Frau oder eines Mannes, sich mit ihm real zu treffen, reagierte er mit einem sofortigen Abbruch des Chats. Außerdem löschte er dann jeweils sofort sein bisheriges Profil und eröffnete ein neues unter einem neuen Nickname, so dass diese Personen nicht mehr mit ihm in Kontakt treten konnten.

Aber der Konsum der Pornofilme und das Chatten, bei dem er seine sexuellen Fantasien äußerte, brachten Herrn Klüwer keine wirkliche Befriedigung. Auch das Erleben des Orgasmus war für ihn eigentlich keine ihn psychisch stark berührende Erfahrung. Es war vor allem eine körperliche Entlastung, die er mehr oder weniger mechanisch hinter sich brachte.

Hätte jemand Herrn Klüwer gefragt, wie er sich in seinem Leben fühle, so hätte er unentschlossen mit den Schultern gezuckt und gesagt, er wisse es nicht. Innerlich spürte er nur eine große Leere, und stimmungsmäßig war die innere wie äußere Welt grau für ihn. Er selbst litt eigentlich nicht darunter. Er wurde darauf lediglich aufmerksam, wenn er in seiner Umgebung andere Menschen sah, die emotional stark reagierten. Dies wunderte ihn, und er fragte sich, warum sie beispielsweise wütend oder freudig reagierten. Er selbst kannte solche Gefühlszustände nicht.

Mitunter verstärkte sich der Zustand der inneren Leere und der Gefühllosigkeit dermaßen, dass er total blockiert und apathisch wurde. Dies waren die Zeiten, in denen er sich von der Arbeit abmeldete. Herr Klüwer lag dann im verdunkelten Zimmer ein oder zwei Tage lang im Bett, unfähig, irgendeine Tätigkeit auszuüben. Selbst seine Gedanken waren total blockiert. In diesen Zuständen reagierte er auch nicht auf die Anrufe seiner Mutter. Sie hatte dann aus Sorge, er werde sich etwas antun, einige Male den Notfallpsychiater gerufen. Da dieser sich auch nicht in der Lage fühlte, den Zustand von Herrn Klüwer einzuschätzen – auch für ihn war dieser Patient ein Buch mit sieben Siegeln –, hatte er einige Male eine Klinikeinweisung veranlasst.

Wie oben erwähnt, waren anlässlich dieser Klinikaufenthalte die verschiedensten Diagnosen gestellt worden. Die Herrn Klüwer bei seiner Entlassung jeweils dringend empfohlene ambulante Psychotherapie hatte er zwar mehrmals begonnen, sie aber bereits nach wenigen Sitzungen wieder abgebrochen. Seine Begründung war jeweils gewesen, er wisse nicht, was er dort erzählen solle. »Mir fällt nichts ein, wenn ich da sitze. Mein Kopf ist leer. Ich habe ja auch keine Probleme. Was soll ich da zu einem Psychotherapeuten gehen?« Und auch die Therapeuten waren ratlos, wenn er ihnen stumm gegenübersaß und wie durch sie hindurch schaute.

In krassem Gegensatz zu der emotionalen Leere und den Blockaden, die bei Herrn Klüwer zu beobachten waren, standen einige krisenhafte Situationen, zu denen es bei den Klinikeinweisungen gekommen war. Er hatte sich heftig gegen die Einweisung durch den Notfallpsychiater gewehrt und sich zum Teil in emotionale Extremsituationen gebracht. Entweder hatte er, laut schreiend und tobend, versucht, die Einweisung zu verhindern, bis die Polizei gerufen wurde, die ihn dann, einmal sogar in Handschellen, in die Klinik gebracht hatte. Oder er hatte wie versteinert in seiner Wohnung gesessen und war überhaupt nicht ansprechbar gewesen. Diese Zustände hatten dann zu den erheblich voneinander abweichenden Diagnosen geführt.

Eine Erklärung für dieses völlig unterschiedliche Verhalten ergab sich eines Tages in dem Gespräch, das ein Therapeut bei einem Klinikaufenthalt mit Herrn Klüwer führte. Sie hatten über die verschiedenen Diagnosen gesprochen, die der Patient schon erhalten hatte. Da erwähnte Herr Klüwer, dass er kürzlich im Internet gesehen habe, dass zum Bild der posttraumatischen Belastungsstörung auch Flashbacks (bedrohlich erlebtes Wiedererleben einer traumatischen Situation) gehörten. Er habe das bisher nicht gewusst. Nach kurzem Zögern fuhr er fort, er habe solche Flashbacks nach dem Überfall, dessen Opfer er vor einigen Monaten geworden sei, als er von zwei Jugendlichen grundlos angegriffen worden sei. Der Therapeut müsse ihm diese Flashbacks unbedingt schriftlich bestätigen. Er brauche ein solches Zeugnis, wenn es demnächst zu einer gerichtlichen Auseinandersetzung mit diesen Jugendlichen komme.

Der Therapeut war erstaunt, mit welcher Genauigkeit Herr Klüwer ihm das Krankheitsbild einer posttraumatischen Belastungsstörung präsentieren konnte. Herr Klüwer nannte alle wesentlichen Symptome dieser Störung und verhielt sich exakt so, wie es ein Mensch mit einer posttraumatischen Belastungsstörung tun würde. Da der Therapeut vermutete, dass es bei den Verhaltensweisen seines Patienten, die zur Diagnose einer Schizophrenie, einer Major Depression oder einer schweren Persönlichkeitsstörung geführt hatten, genauso gegangen war, fragte er ihn nach diesen Diagnosen. Auch bei ihnen konnte Herr Klüwer die Symptome genauestens benennen.

Dem Therapeuten wurde in diesem Gespräch klar, dass sein Patient nicht tatsächlich unter den verschiedenen psychischen Erkrankungen, die man ihm attestiert hatte, litt, sondern sie »gespielt« hatte. »Gespielt« verstand er indes nicht als willentliche Verschleierungstaktik von Herrn Klüwer bezüglich seines wahren Zustands und auch nicht als »An-der-Nase-Herumführen«, wie eine Therapeutin es formuliert hatte. Ihm wurde vielmehr klar, dass Herr Klüwer sich von einer Rolle in die andere stürzte und jeweils selbst überzeugt war, unter den betreffenden Symptomen zu leiden. Nur deshalb hatte er die verschiedenen Krankheitsbilder so überzeugend präsentieren können, so dass er auch erfahrene Fachleute in die Irre geführt hatte. Im Grunde wusste Herr Klüwer selbst nicht, wer er war, und schlüpfte von einer Rolle in die andere in der Annahme, dies sei er *wirklich*. Auf diese Weise versuchte er, die innere Leere zu füllen, was ihn letztlich aber immer weiter davon entfernte, den wahren Kern seiner Persönlichkeit zu spüren.

Die Leere, von der Herr Klüwer berichtet, ist im Grunde das einzige Symptom seiner schweren Störung, das er selbst wahrnimmt und unter dem er – zumindest zeitweilig – leidet. Er ist sich indes nicht darüber klar, dass diese Leere Ausdruck seiner Unfähigkeit ist, zu spüren, wer er selbst ist. Dies ist ein relativ häufiges Merkmal von Menschen mit einer Borderline-Persönlichkeitsstörung. Aus diesem Grund bleiben sie anderen Menschen oft auch »ein Buch mit sieben Siegeln«, wie es der Chef von Herrn Klüwer und der Notfallpsychiater formulieren. Und selbst Angehörige und Freundinnen und Freunde, soweit es sie bei dem großen Distanzbedürfnis dieser Menschen überhaupt gibt, sagen, die betreffende Person bleibe ihnen ein Rätsel.

Menschen wie Herr Klüwer haben keinen Zugang zum Kern ihrer Persönlichkeit und wissen deshalb letztlich nicht, wer sie sind. Sie können aus diesem Grund ihren Bezugspersonen auch kein konturiertes Bild von sich vermitteln. Die innere Leere, die solche Menschen empfinden, hat eine Parallele in ihren Beziehungen, die ebenfalls vage und unverbindlich bleiben.

Typisch sind etwa Situationen, wie ich sie anlässlich von Herrn Klüwers Besuchen bei seiner Mutter beschrieben habe. Er geht zwar regelmäßig zu ihr. Aber selbst sie hat praktisch keinen emotionalen Zugang zu ihm. Herr Klüwer antwortet einsilbig auf ihre Fragen und berichtet allenfalls irgendwelche sachlichen Dinge. Was ihn emotional bewegt, erfährt auch die Mutter nicht.

Das Charakteristische für Menschen mit einer Borderlinestörung ist in diesem Zusammenhang, dass sie ihre Gefühle nicht bewusst verheimlichen, sondern gar keinen Zugang zu ihnen haben und sie deshalb auch nicht zeigen können. Um seine Gefühle spüren und sie anderen Menschen mitteilen zu können, bedarf es eines mehr oder weniger eindeutigen, klar definierten Bildes von der eigenen Person. Besteht wie bei Herrn Klüwer hingegen kein Zugang zum Kern seiner Persönlichkeit, so ist ein solcher Mensch Spielball seiner Gefühle, die auftauchen und wieder verschwinden, ohne dass er sie selbst irgendwelchen Ereignissen zuordnen kann. Die Gefühle haben für ihn deshalb keine Bedeutung, und er versteht sich selbst nicht.

Obwohl solche Menschen oft gefühlsarm, mitunter sogar geradezu gefühlskalt wirken, wäre es ein Irrtum anzunehmen, sie hätten gar keine Gefühle. Wie geschildert, gibt es zwar Gefühle in ihrem Innern, doch haben diese für sie keine Bedeutung, denn über allem liegt, bildhaft gesprochen, eine dicke Decke der Leere und Sinnlosigkeit.

Alles im Leben solcher Menschen ist letztlich beliebig. Es gibt für sie keine ausgeprägten Hochs oder Tiefs, keine eindeutigen Vorlieben oder Abneigungen und kein klares Ja oder Nein, da sie über kein Referenzsystem verfügen, auf das sie ihre Gefühle und Entscheidungen beziehen könnten. Dazu müssten sie Zugang zum Kern ihres Wesens haben, und ebendieser Zugang fehlt ihnen.

Dies betrifft auch die sexuelle Orientierung solcher Menschen. Wie geschildert, fühlt Herr Klüwer sich sexuell durch Frauen und Männer angesprochen und ist selbst darüber im Unklaren, ob er hetero-, bi- oder homosexuell ist. Bei der Schilderung der Symptome der Borderline-Persönlichkeitsstörung im Einleitungskapitel habe ich darauf hingewiesen, dass diese Identitätsunsicherheit eines der Merkmale dieser Störung ist. Charakteristisch ist in diesem Zusammenhang auch, dass Herr Klüwer niemals reale sexuelle Beziehungen aufgenommen hat, weder zu Frauen noch zu Männern. Er »weiß« auch in dieser Hinsicht nicht, wer er ist, und fürchtet sich vor der realen – vor allem auch vor einer sexuellen – Begegnung mit einem anderen Menschen.

In Anbetracht der großen Unsicherheit in den verschiedenen Lebens- und Erlebensbereichen stellen die Zustände massiver Apathie und Blockade, in denen Herr Klüwer nicht zur Arbeit geht, letztlich nicht Phasen einer schweren Depression dar. Sie sind vielmehr Ausdruck seiner Leere und Orientierungslosigkeit, aufgrund derer nichts in seinem Leben mehr Sinn für ihn macht, nicht einmal die Arbeit, die ihm eigentlich wichtig ist. Es war indes eine völlige Fehlinterpretation, wenn sein Chef vermutete, Herr Klüwer »feiere krank«. Die Absenzen hatten nichts mit »feiern« zu tun, sondern waren so etwas wie ein Totstellreflex als Ausdruck einer tiefgreifenden Orientierungslosigkeit.

Auch wenn Sie als Angehöriger oder Freundin eines Menschen mit einer Borderlinestörung mit einem solchen Verhalten konfrontiert sind, sollten Sie vorsichtig sein, dies als ein »Vorspielen« von schwerwiegenden psychischen Störungen oder als banales Ausweichen vor unangenehmen Situationen zu interpretieren. Wie bei Herrn Klüwer kann es vielmehr Ausdruck einer fundamentalen Leere und Orientierungslosigkeit sein und deshalb Anlass geben, sich Sorgen um Ihren Angehörigen zu machen. Je nach Persönlichkeit und Lebensumständen kann es in solchen Zuständen sogar zu suizidalen Handlungen kommen, wenn der betreffende Mensch sich seiner hoffnungslosen Situation bewusst wird und keine Möglichkeit sieht, daran irgendetwas zu ändern.

Infolge ihrer inneren Leere, der Vagheit ihrer gefühlsmäßigen Reaktionen und der Beliebigkeit ihrer Entscheidungen sind Menschen mit einer Borderlinestörung oft in extremem Maße Einflüssen von außen gegenüber offen. Sie saugen geradezu gierig alles auf, was ihnen von außen angeboten wird oder ihnen in ihrem Bemühen, sich selbst zu definieren, hilfreich erscheint. Menschen wie Herr Klüwer sind deshalb äußerst beeinflussbar. So kann es nach Klinikaufenthalten, in denen sie Patienten mit verschiedenen Krankheitsbildern kennenlernen, dazu kommen, dass sie plötzlich das Bild einer schizophrenen Erkrankung oder einer schweren Depression zeigen. Sie »spielen« eine solche Störung indes nicht, sondern haben sich das betreffende Krankheitsbild in Ermangelung einer eigenen, klar definierten Identität quasi zu eigen gemacht.

So absurd es Ihnen als Leserin oder Leser erscheinen mag: Für einen solchen Menschen ist es ein enormer Gewinn, endlich eine Definition für sich zu haben, zu »wissen«, wer er ist. Die innere Leere und Undefiniertheit mit irgendetwas, und sei es eine noch so gravierende psychische Krankheit, füllen zu können, vermittelt das Gefühl, endlich Koordinaten gefunden zu haben, an denen er sich orientieren kann. Bei der Annahme, beispielsweise unter einer schizophrenen Erkrankung zu leiden, stellen halluzinatorische Phänomene, Wahnideen und andere für diese Erkrankung typische Merkmale für einen solchen Menschen nicht quälende Symptome dar, sondern vermitteln ihm Sicherheit. Endlich »weiß« er, wer er ist.

Da mit einer solchen Selbstdefinition die Identitätsprobleme nicht verschwunden sind – die innere Leere taucht immer wieder auf –, sind die Menschen mit einer Borderlinestörung dieser Art für weitere Einflüsse ebenfalls offen. So kann das Zusammentreffen mit Menschen, die unter einer schweren Depression leiden, oder ein Bericht in den Medien über Depressionen bei ihnen zur Folge haben, dass plötzlich das Krankheitsbild »Major Depression« im Zentrum steht. Die Symptome der Schizophrenie sind dann wie weggewischt, und ein solcher Mensch zeigt in überzeugender Weise alle Merkmale einer schweren Depression. Da es wiederum kein geplantes »Spielen« einer Diagnose ist, sondern die Darstellung der schweren Depression als Strategie zur Bildung innerer Strukturen und einer eindeutigen Selbstdefinition verwendet wird, tritt mitunter selbst bei Fachleuten kein Zweifel auf, dass es sich wirklich um einen Menschen mit diesem Krankheitsbild handelt.

Allerdings können Menschen mit einer Borderlinestörung mit der Zeit auch lernen, gleichsam aus der Not eine Tugend zu machen: Sie haben durch das Schlüpfen in die unterschiedlichsten Rollen die Erfahrung gemacht, dass sie dazu in hervorragender Weise fähig sind. Es kann im Verlauf einer solchen Entwicklung der Moment kommen, in dem sie sich dessen bewusst werden, dass sie die Fähigkeit besitzen, die unterschiedlichsten Krankheitsbilder in überzeugender Weise zu präsentieren, und in dem sie diese Fähigkeit nun gezielt einsetzen.

Ich habe bei der Schilderung des Gesprächs, das Herr Klüwer mit einem Therapeuten geführt hat, die Flashbacks erwähnt, die zu den charakteristischen Symptomen der posttraumatischen Belastungsstörung gehören. Herr Klüwer hatte in diesem Zusammenhang den Therapeuten gebeten, ihm ein Zeugnis auszustellen, in dem die Diagnose »posttraumatische Belastungsstörung« bestätigt würde. Er wolle diese Bescheinigung im bevorstehenden Prozess gegen die beiden Jugendlichen verwenden, die ihn überfallen hätten.

Im Gespräch erwähnte Herr Klüwer auch, dass er das Symptom der Flashbacks im Internet auf der Informationsseite über die posttraumatische Belastungsstörung gefunden habe, und demonstrierte es dem Therapeuten sofort. In diesem Fall ging es nicht um Identitätssicherung, vielmehr setzte er seine Fähigkeit, sich in jedes Krankheitsbild hineinzuversetzen, gezielt zur Erlangung eines Vorteils ein, da er sich von der Diagnose »posttraumatische Belastungsstörung« höhere Wiedergutmachungszahlungen der Täter erhoffte.

Die »perfekte« Präsentation der unterschiedlichsten Krankheitsbilder führt zu einem äußerst schillernden Bild der Menschen mit einer Borderlinestörung und sorgt – auch bei den Fachleuten – oft für große Irritation. Unversehens kann sich jedoch das Blatt auch wenden, wenn dem sozialen Umfeld erkennbar wird, dass sich der Betreffende bewusst und gezielt in die Rolle eines Kranken hineinmanövriert. Vielleicht sind dann auch Sie als Angehöriger oder Freundin der Ansicht, wie die im Beispiel erwähnte Psychiaterin, Sie würden an der Nase herumgeführt, und wenden sich empört von der betreffenden Person ab.

Wie meine bisherigen Ausführungen gezeigt haben, treffen jedoch beide Interpretationen nicht zu: Ihr Angehöriger leidet weder an der Erkrankung, die er Ihnen präsentiert, noch spielt er Ihnen etwas vor. So ärgerlich und unter Umständen auch kränkend es für Sie – aber auch für die Professionellen – sein mag zu sehen, dass die vermutete Diagnose nicht der Realität entspricht und Sie mit Hilfe der vermeintlichen Diagnose manipuliert werden sollen, werden Sie Ihrem Angehörigen letztlich nicht gerecht, wenn Sie auf einer moralischen Ebene argumentieren.

Es ist kein böswilliges Verhalten, wenn Ihre Angehörige oder Freundin Ihnen das Bild einer Erkrankung präsentiert, unter der sie nicht leidet. Sie benutzt die Krankheitssymptome, um sich über sie zu definieren und damit – vermeintlich – zu wissen, wer sie ist. Und auch ihre manipulativen Tendenzen stellen Krankheitssymptome dar, und zwar die einer Borderline-Persönlichkeitsstörung. Insofern kann auch ein solches Verhalten nicht einfach als rücksichtslos interpretiert werden, sondern ist Ausdruck einer psychischen Erkrankung.

Die Hintergründe dieser Symptome zu verstehen, bedeutet indes selbstverständlich nicht, sie gutzuheißen. Es erscheint mir aber sinnvoll, den Krankheitswert solcher Verhaltensweisen zu berücksichtigen, da Sie sich durch die Einführung moralischer Kategorien den Zugang zum Menschen mit einer Borderlinestörung verstellen. Sie werden sich vielleicht empört von ihm abwenden, wenn Sie unter dem Eindruck stehen, er habe Sie an der Nase herumgeführt. Wenn Sie sein Verhalten hingegen als Ausdruck seiner Borderlinestörung verstehen, können Sie gelassener bleiben und sich doch gleichzeitig eindeutig zu der bestehenden Situation äußern. Ihr Angehöriger wird spüren, dass Sie seine Borderlinestörung wahrnehmen und ihm gegenüber Respekt zeigen. Er wird deshalb seinerseits offener mit Ihnen kommunizieren. So können Sie durch Ihre Reaktion viel zur Entspannung Ihrer Beziehung beitragen.

Auf den Punkt gebracht

- Das Gefühl der Leere ist eine für Menschen mit einer Borderline-Persönlichkeitsstörung typische Befindlichkeit. Sie zeigt sich in einer von ihnen selbst nicht genauer beschreibbaren Form, dass für sie alles »grau« und »undefinierbar« sei.
- Sie wissen letztlich selbst nicht, wer sie sind.
- Bei Angehörigen und Freunden löst dies häufig das Gefühl aus, dieser Mensch bleibe ihnen ein Rätsel. Es sei ihnen völlig unklar, was in ihm vorgehe.

- Beim Zusammentreffen mit Professionellen können Menschen dieser Art ganz unterschiedliche Bilder präsentieren. Dies kann zu völlig unterschiedlichen diagnostischen Einschätzungen führen.
- Die »Rollen«, in die der Mensch mit einer Borderlinestörung schlüpft, können so überzeugend »gespielt« werden, weil die betreffende Person in diesem Moment jeweils selbst davon überzeugt ist, unter der jeweils präsentierten Störung zu leiden.
- Das Schillernde und Rätselhafte, das Menschen mit einer Borderlinestörung oft umgibt, verhindert es, dass sie zu anderen Menschen tiefergehende, emotional verbindliche Beziehungen herstellen können. Dies ist nicht zuletzt auch durch ihre Identitätsunsicherheit bedingt.
- Sie stehen als Angehöriger oder Freundin im Umgang mit einem solchen Menschen immer wieder unter dem Eindruck, es bleibe, so oft Sie auch mit ihm zusammen sind, immer eine große Distanz zwischen Ihnen bestehen.
- Das Schlüpfen in immer wieder andere Rollen und die Präsentation unterschiedlichster Krankheitsbilder löst beim sozialen Umfeld, im privaten Bereich wie bei professionellen Kontakten, oft erhebliche Aggression aus, da Angehörige und Professionelle sich an der Nase herumgeführt fühlen.

12. »Sie ist schon ziemlich ›schräg‹, aber irgendwie auch genial.«

In den bisherigen Kapiteln habe ich Menschen geschildert, die charakteristische Merkmale der Borderline-Persönlichkeitsstörung aufweisen. Zum Teil sind es Symptome, unter denen vor allem sie selbst leiden, z.B. die massive Angst (siehe das Kapitel »Und immer wieder diese Angst!«) oder die quälende innere Leere (siehe das Kapitel »Er bleibt mir einfach ein Rätsel …«). Zum Teil sind es aber auch Symptome, die für Angehörige, Freunde und Mitarbeitende störend, mitunter sogar ausgesprochen gefährlich sein können (siehe die Kapitel »Ich halte die Wutausbrüche und das impulsive Verhalten nicht mehr aus!« und »Ich fühle mich durch seine Erwartungen an unsere Beziehung total erdrückt!«). Doch gewiss ist für Sie als Leserin oder Leser dieses Ratgebers auch in diesen Beschreibungen spürbar geworden, dass sich Menschen mit Borderline nicht allein durch ihre Symptome definieren lassen. Es sind vielmehr individuelle Persönlichkeiten mit Biografien, die zwar manche Gemeinsamkeiten aufweisen, aber letztlich doch ganz einzigartig sind. Vielleicht erschienen Ihnen die geschilderten Frauen und Männer auf den ersten Blick unsympathisch, doch haben Sie dann bei der weiteren Lektüre meiner Ausführungen gemerkt, dass auch sie auf ihre jeweils eigene Weise liebenswerte Seiten besitzen.

Insgesamt hat aber wohl bei Ihnen der Eindruck überwogen, Menschen mit einer Borderlinestörung seien nicht gerade sehr sympathisch. Ein solches Bild wäre indes allzu einseitig und würde dem Wesen dieser Menschen in keiner Weise gerecht. Ich habe mich deshalb entschlossen, noch ein Kapitel anzuschließen, in dem ich eine Frau schildern werde, die, wie alle anderen dargestellten Personen, eine Reihe von charakteristischen Borderline-Symptomen aufweist, zum Teil sogar in einer starken Ausprägung, die zugleich aber eine kreative und ihre Umgebung faszinierende Frau ist.

Frau Felber (Mitte 50) ist Innenarchitektin und hat sich in ihrem Beruf über die Jahre hin einen Namen gemacht. Sie ist nicht nur in ihrem nächsten Umkreis bekannt, sondern zählt zu ihren Kundinnen und Kunden auch bekannte Persönlichkeiten in Deutschland, Österreich und der Schweiz. Eines ihrer hervorstechendsten Merkmale ist, dass sich, wo immer sie auftaucht, sofort alle Augen auf sie richten. Unabhängig davon, wie sie gekleidet ist, salopp oder elegant, egal ob sie in ihrem Atelier bei der Arbeit ist oder in der Öffentlichkeit auftritt, besitzt Frau Felber eine enorme Präsenz.

Ihre Kundinnen und Kunden kennen sie als eine Frau, die sehr gut zuzuhören vermag und schnell spürt, was ihre Auftraggeber wollen. Zugleich vertritt sie aber auch deutlich, mitunter sogar in einer sehr dominanten Art ihre eigenen Vorstellungen. Dies geht so weit, dass ab und zu Aufträge nicht zustande gekommen sind, weil Frau Felber in geradezu schroffer Weise ihre Ansicht vertrat und nicht bereit war, auf die Wünsche ihrer Kunden einzugehen. »Ich gebe mich doch nicht für jeden Unsinn her«, antwortete sie einmal einer Freundin auf deren kritische Frage, ob Frau Felber mitunter nicht zu aggressiv reagiere. »Ich habe meine eigenen Vorstellungen, und die sind gut, das weiß ich! Die möchte ich verwirklichen. Wem das nicht passt, soll sich eine andere Innenarchitektin suchen. Mittelmäßige Pfuscher gibt es ja wie Sand am Meer. Das ist aber nicht die Liga, in der ich spiele.«

Äußerungen dieser Art sind typisch für Frau Felber. Einige ihrer Bekannten fürchten ihre scharfe Zunge, und andere stoßen sich an ihrer »Arroganz«, wie sie hinter vorgehaltener Hand sagen. Dass es solche kritischen Kommentare über sie gibt, weiß Frau Felber. Obwohl sie sie für völlig unzutreffend hält, hat sie jedoch heimlich auch Freude daran, bestätigen sie ihr doch, dass sie eine außergewöhnliche Frau ist. Dies ist ihr extrem wichtig, und hier liegt auch die Wurzel für ihren unermüdlichen beruflichen Einsatz, der mitunter geradezu wie eine Getriebenheit wirkt. Muße, entspanntes Genießen einer Situation sind Dinge, die Frau Felber nicht kennt. Ihre Freundinnen und Freunde sprechen deshalb oft von ihr auch als der »Frau unter Strom«.

Ganz besonders genießt Frau Felber es, im öffentlichen Rampenlicht zu stehen. Sie lässt keinen Empfang aus, zu dem sie eingeladen ist, und es gibt keine Vernissage von ihr bekannten Künstlern, bei der sie nicht anwesend ist. Wo immer sie erscheint, ist sie innerhalb kürzester Zeit der Mittelpunkt. Ihre aparte Erscheinung, ihre zum Teil extravagante, aber immer höchst geschmackvolle Kleidung, ihr strahlendes Lächeln und ihre enorme Präsenz üben auf alle, die mit ihr zusammentreffen, eine ungeheure Faszination aus.

Frau Felber ist sich dieser Wirkung völlig bewusst und spielt sie, wenn sie sich damit einen Vorteil verschaffen möchte, auch voll – zum Teil sogar rücksichtslos – aus. Klar, dass sie sich damit nicht nur Freunde macht, sondern heftig beneidet und immer wieder auch als »nur auf ihren Vorteil bedacht« charakterisiert wird. So hat eine Kollegin, die von Frau Felber auf eine unlautere Art bei der Ausschreibung eines Projekts ausgebootet wurde, sie gegenüber Freunden als ein »eiskaltes Luder« beschrieben, das alle mit seinem »freundlichen Getue« an der Nase herumführe. Im Grunde interessiere Frau Felber sich nur für einen einzigen Menschen auf dieser Welt: nämlich für sich selbst.

Da sie eine sehr attraktive Frau ist, haben sich immer wieder Männer für Frau Felber interessiert. Es heißt in ihrem Bekanntenkreis, sie habe »eine Unmenge von sexuellen Abenteuern« gehabt. Doch alle Beziehungen sind nach kurzer Zeit wieder zerbrochen. Die längste, zu einem 20 Jahre älteren, international bekannten homosexuellen Maler, dauerte immerhin fast zwei Jahre. Es war eine Vater-Tochter-Beziehung, in der keine Sexualität gelebt wurde. Der Maler hatte seine homosexuellen Affären und Frau Felber Beziehungen zu diversen Männern, die sie kennenlernte. Ihr war es einzig und allein wichtig, in der Öffentlichkeit mit dem Maler aufzutreten und sich im Glanz seines Ruhmes zu sonnen. Nach knapp zwei Jahren trennten sich die beiden. »So bringt das uns beiden nichts«, war die lakonische Erklärung von Frau Felber zu ihren engeren Freundinnen und Freunden.

Eine andere ihr wichtige Beziehung war die zu einem wesentlich jüngeren Mann, einem Pianisten, der seine Ausbildung am Konservatorium machte. Er war 20, als sie ihn im Alter von 48 Jahren kennenlernte. Auch wenn die Menschen in ihrem Bekanntenkreis ungläubig die Köpfe schüttelten, als sie von dieser neuen Affäre von Frau Felber erfuhren, ließ sie sich in keiner Weisen davon beeindrucken. »Die sind ja nur neidisch, dass mir in meinem Alter solch ein knackiger junger Kerl wie du zu Füßen liegt«, pflegte sie dem Freund zu sagen. Es war eine »amour fou«, in die sich die beiden stürzten. »Er ist die große Liebe meines Lebens«, gestand Frau Felber ihrer besten Freundin. In diesem Mann finde sie die Erfüllung aller ihrer Wünsche. Doch schon nach einem halben Jahr war sie seiner überdrüssig und trennte sich von ihm.

Dass es neben dem glamourösen, strahlenden Auftreten auch eine andere Seite bei Frau Felber gibt, wissen indes nur sehr wenige Menschen. Unvermittelt kann es zu – mitunter dramatischen – Abstürzen kommen, wenn Frau Felber an einem Wochenende oder an einem Abend einmal allein ist. Sie vermeidet solche Momente, indem sie sich im Allgemeinen mit Arbeit überhäuft und jede freie Minute mit sozialen Kontakten füllt. Wenn dies jedoch einmal nicht gelingt, taucht aus der Tiefe ihrer Persönlichkeit eine unerträgliche Leere auf. »Es ist wie ein tiefes, schwarzes Loch, in das ich stürze. Bodenlos. Und es übt geradezu einen Sog auf mich aus, der mich verschlingen möchte«, gestand sie einer Freundin, die sie eines Abends in diesem Zustand antraf. »Es ist ein unerträglicher Schmerz, und ich empfinde alles, was mir sonst wichtig ist, als völlig sinnlos.«

In solchen Momenten trinkt Frau Felber eine Unmenge an hochprozentigem Alkohol und versucht, sich damit zu betäuben. Diese Exzesse haben bereits zweimal zu einem Krankenhausaufenthalt geführt, als ein Freund sie bewusstlos am Boden liegend in ihrer Wohnung vorfand. Da der Chefarzt der internistischen Abteilung, in die Frau Felber aufgenommen wurde, einer ihrer guten Bekannten war, gelang es ihr jedoch, jeweils bereits am folgenden Tag wieder entlassen zu werden. »Mach dir keine Sorgen«, beruhigte sie ihn, als er ihr beim letzten Aufenthalt im Krankenhaus klarzumachen versuchte, dass sie psychotherapeutische Hilfe suchen solle. »Ich war überarbeitet und körperlich ziemlich am Ende. Da haben mich die zwei, drei Gläser Wein einfach umgehauen. Ich werde ein paar Tage Ferien machen, und dann ist wieder alles in Ordnung.«

Tatsächlich jedoch kommt es immer wieder, in letzter Zeit sogar gehäuft, zu solchen Abstürzen, die den wenigen Vertrauten von Frau Felber große Sorgen bereiten. Auch ihnen gegenüber bagatellisiert sie ihren Alkoholkonsum, gibt aber immerhin zu, dass es ihr mitunter psychisch sehr schlecht gehe. In solchen Momenten habe sie sogar schon einige Male daran gedacht, sich das Leben zu nehmen, gestand sie vor einiger Zeit unter Tränen einer Freundin. »Wenn ich nicht so feige wäre, hätte ich das längst gemacht. Ich bin jetzt Mitte 50. Was kann ich da noch vom Leben erwarten? Mehr beruflichen Erfolg? Sicher nicht! Es wird nur noch bergab gehen. Und beziehungsmäßig? Mit mir will ja niemand etwas zu tun haben. Ich bin den anderen gerade gut genug, um sie zu protegieren und mit ihnen Spaß zu haben. Aber ich als Person bin ihnen allen doch völlig gleichgültig. Viele hassen mich doch wie die Pest und würden sich freuen, wenn sie mich in einem Zustand wie jetzt sähen.«

Die beruhigenden Worte ihrer Freundin und der Hinweis auf ihre großen beruflichen Erfolge kommen in solchen Augenblicken nicht bei Frau Felber an. Sie weist alles zurück und beharrt auf ihrer negativen Sicht. Zum Erstaunen derer, die sie in einem solchen Zustand erlebt haben, schafft es Frau Felber aber immer wieder innerhalb eines Tages, mitunter sogar innerhalb weniger Stunden, wieder in ihren ursprünglichen Zustand zu kommen.

»Du bist wirklich ein Stehaufmännchen«, meinte ihre Freundin einmal bewundernd, als sie Frau Felber nach einem dieser Abstürze am nächsten Tag besuchte. »Ich könnte das nie. Gestern Abend warst du noch das heulende Elend und am Boden zerstört und hast wirklich erbärmlich ausgesehen. Und jetzt, wenige Stunden später, sitzt du strahlend und locker da, als ob nichts gewesen wäre. Es ist, als ob du zwei Personen in dir hättest. Unglaublich! Ich mache mir aber trotzdem Sorgen, wie das weitergehen soll. Auf die Dauer ruinierst du deinen Körper mit dem vielen Alkohol. Geh doch endlich mal zu einem Psychotherapeuten.«

Dies war ein gut gemeinter Rat der Freundin, die sich tatsächlich große Sorgen um Frau Felber macht. Auch wenn sie sie als ein »Stehaufmännchen« bezeichnet, beobachtet die Freundin doch, dass die Intervalle zwischen den Alkoholexzessen immer kürzer werden und dass das Elend, das Frau Felber hinter ihrer strahlenden Fassade zu verbergen versucht, immer deutlicher zum Vorschein kommt. Aber weder der Hinweis des Arztes im Krankenhaus noch der Rat ihrer Freundin haben eine Wirkung auf Frau Felber. Sie beharrt darauf, es gehe ihr gut. Sie sei einfach überarbeitet und aus diesem Grund körperlich geschwächt und reagiere deshalb schon »auf ein oder zwei Gläser Wein« mit einem Zusammenbruch, wie die Freundin ihn einige Male erlebt hat.

Auf den vorsichtigen Versuch der Freundin, Frau Felber klarzumachen, dass sie sich mit einer solchen Interpretation selbst Sand in die Augen streue und doch endlich die Realität akzeptieren müsse, dass sie längst abhängig vom Alkohol geworden sei, reagiert Frau Felber jeweils äußerst aggressiv. »Lass mich doch mit deinen blöden Ratschlägen in Ruhe«, herrschte sie vor Kurzem bei einem dieser Gespräche die Freundin an. »Ich bin erwachsen und weiß, was ich tue. Ich brauche niemanden, der mich bevormundet und mir einredet, ich sei krank. Es geht mir bestens, und du hast kein Recht, mir die paar Gläser Wein, die ich ab und zu mal am Abend zur Entspannung genieße, madig zu machen!« »Aber du ruinierst deinen Körper damit, wenn du so weitermachst«, hatte die Freundin erwidert. »Und wenn schon?«, schleuderte Frau Felber ihr wütend entgegen. »Dann verrecke ich eben. Je eher, desto besser! Ich habe dieses verdammte Leben sowieso satt.«

Auch wenn derartige Gespräche immer wieder damit enden, dass Frau Felber jegliche Hilfe von außen ablehnt, äußert die Freundin doch unbeirrt weiterhin ihre Sorge. An einem Abend ruft Frau Felber sie schluchzend an und stammelt, zum Teil kaum zu verstehen, sie habe eine ganze Schachtel mit Tabletten eines Schlafmittels geschluckt. Die Freundin benachrichtigt sofort den Notarzt und fährt zu Frau Felber. Da sie einen Schlüssel zu deren Wohnung hat, können der Arzt und sie ohne Probleme hinein. Sie finden Frau Felber ohnmächtig auf dem Boden im Schlafzimmer liegen. Der sofort alarmierte Krankenwagen bringt Frau Felber ins Krankenhaus, wo ihr der Magen ausgepumpt wird und damit die akute Gefahr erst einmal gebannt ist. Die weiteren Untersuchungen ergeben eine bereits erhebliche Schädigung ihrer Leber und einen desolaten körperlichen Allgemeinzustand.

In Anbetracht der ernsten Situation lässt sich der Chefarzt, auf dessen Abteilung Frau Felber wiederum behandelt wird, diesmal nicht durch ihre bagatellisierenden Äußerungen abweisen. »Du musst endlich der Realität ins Auge schauen«, beginnt er das Gespräch. »Du trinkst seit Jahren zu viel Alkohol und bist inzwischen völlig abhängig davon. Du hast deinen Körper damit ziemlich geschädigt. Das zeigen die Leberwerte eindeutig. Wir können dich hier in meiner Klinik ein bisschen körperlich aufpäppeln und den Alkoholentzug medizinisch überwachen, damit du uns nicht noch in ein Delirium verfällst. Aber damit sind die Gründe, die zu deinem exzessiven Alkoholkonsum geführt haben, nicht bearbeitet. Lass mich bitte ausreden«, fährt der Arzt unbeirrt fort, als Frau Felber zu einer Entgegnung ansetzen will. »Wenn du möchtest, dass es dir wirklich besser geht, musst du eine Psychotherapie machen und dort all das aufarbeiten, was du offenbar seit Jahren mit dir herumschleppst und was du mit dem Alkohol im wahrsten Sinne des Wortes ersäufen wolltest. Du siehst, so geht das nicht. Das treibt dich nur noch immer tiefer ins Elend. Du bist doch sonst eine so couragierte, tatkräftige Frau. Jetzt spring endlich über deinen Schatten und such psychotherapeutische Hilfe! Dann schaffst du es auf jeden Fall. Wir brauchen eine so kreative Innenarchitektin wie dich!«, setzt er hinzu. »Es wäre doch schade, wenn du deine Begabung im Alkohol ersäufst!«

Hatte Frau Felber ihren Arzt anfangs noch verärgert angeschaut, mehrfach empört den Kopf geschüttelt und ihn einige Male zu unterbrechen versucht, so wird sie gegen Ende seiner Mahnungen immer in sich gekehrter und bricht bei seinen letzten Worten in ein hemmungsloses Schluchzen aus. »Du hast ja Recht«, stößt sie unter Tränen hervor. »Ich kann nicht mehr. Ich weiß nicht mehr ein noch aus. Deshalb wollte ich meinem Leben ja auch ein Ende setzen. Eigentlich aber wollte ich nicht wirklich sterben. Ich wollte nur endlich Ruhe haben, weg von dem ganzen Elend und dem Chaos, das ich in mir spüre. Aber ob ich es schaffe, das alles in einer Psychotherapie zu bearbeiten? Das sind doch Dinge, die mich schon seit meiner Kindheit quälen. Ich habe darunter gelitten, solange ich mich erinnern kann.«

Dieses Gespräch mit ihrem Arzt stellt einen Wendepunkt im Leben von Frau Felber dar. Auf der einen Seite fürchtet sie den Weg, der vor ihr liegt. Ihr ist klar, dass eine Psychotherapie keine leichte Sache sein wird und sie sich dabei mit Dingen wird konfrontieren müssen, vor denen sie bisher in ihrem Leben die Augen verschlossen hat. Sie weiß: Sie wird sich mit den Gespenstern der Vergangenheit auseinandersetzen müssen. Daran wird kein Weg vorbeiführen.

Auf der anderen Seite ist Frau Felber sich aber auch dessen bewusst, dass sie die Krise, in der sie momentan ist, als Chance nutzen kann und nutzen muss, wenn sie sich nicht völlig zugrunde richten will. Die Aussicht, ein befriedigenderes Leben zu führen, in dem sie nicht nur dem äußeren Erfolg nachjagt, sondern mehr bei sich selbst ist, gibt ihr die Kraft, sich auf einen therapeutischen Prozess einzulassen. Eine wichtige Hilfe sind ihr dabei ihre wenigen engen Freundinnen und Freunde, die stets zu ihr gehalten haben und sie nicht nur als erfolgreiche Innenarchitektin bewundern, sondern sie als Mensch mit positiven und negativen Seiten kennen und schätzen.

Wie eingangs erwähnt, geht es mir in diesem letzten Kapitel darum, eine Frau zu schildern, welche die Symptome einer Borderlinestörung aufweist und zugleich eine sehr kreative, faszinierende Persönlichkeit ist. An diesem Beispiel möchte ich zeigen, dass Menschen mit Borderline keineswegs sozial randständig und beruflich nicht erfolgreich sein müssen. Sie verfügen nicht selten sogar, wie Frau Felber, über eine große Kreativität, die sie trotz ihrer psychischen Störung einzusetzen vermögen und die sie zu erstaunlichen Leistungen befähigt.

In Psychologie und Psychiatrie ist man heute allerdings nicht mehr – wie 1927 der Psychiater Lange-Eichbaum – der Ansicht, es bestehe ein ursächlicher Zusammenhang zwischen schweren psychischen Störungen und Genialität dergestalt, dass die psychische Erkrankung geradezu eine Bedingung für eine besondere Kreativität sei. Bei Menschen wie Frau Felber müssen wir vielmehr sagen, dass ihr kreatives Potenzial so groß ist, dass es ihnen *trotz* ihrer psychischen Probleme gelingt, außergewöhnliche Leistungen zu erbringen.

Was den Zusammenhang zwischen Kreativität und psychischen Erkrankungen angeht, können wir allenfalls feststellen, dass das Leiden eines Menschen an einer psychischen Störung ihn sensibler machen kann und er, wenn ein kreatives Potenzial vorliegt, diese Probleme durch die kreative Tätigkeit zu verarbeiten und zu gestalten vermag. Dies gelingt im Allgemeinen so lange, bis die psychische Erkrankung einen Schweregrad erreicht hat, bei dem die kreative Tätigkeit nicht mehr möglich ist. Ein bekanntes Beispiel im Bereich der musikalischen Kreativität ist der Komponist Robert Schumann,[5] der trotz seiner schweren psychischen Erkrankung am Ende seines Lebens noch längere Zeit in der Lage war, kreativ tätig zu sein. Erst als die Erkrankung seine Persönlichkeit in den Grundfesten erschütterte, kam es zu einem Zusammenbruch seiner musikalischen Kreativität.

Auch Frau Felber ist trotz ihrer Borderlinestörung lange sehr erfolgreich, bis der massive Alkoholkonsum sie körperlich und psychisch so schwächt, dass es zum Zusammenbruch kommt. Oft bewegen sich kreative Menschen mit Borderline jahrelang auf einem schmalen Grat, wobei die Umgebung zumeist nur die erfolgreiche, strahlende Seite sieht.

Mitunter wird erst nach dem Tod solcher Menschen, sei er durch Suizid oder eine Überdosis von Medikamenten, Drogen oder Alkohol verursacht, bekannt, dass sie sich über lange Zeit hin mit diesen Mitteln selbst »behandelt« und tatsächlich zumindest ein Stück weit über Wasser gehalten haben. Mit Hilfe der Suchtmittel gelingt es ihnen zunächst, wenigstens ein gewisses labiles Gleichgewicht herzustellen und aufrechtzuerhalten. Unversehens jedoch kann die Situation durch eine Enttäuschung im Beruf oder in einer Beziehung oder durch eine – von außen gesehen vielleicht geringfügige – Kränkung oder auch durch eine körperliche Schwächung, die Folge des ungesunden Lebensstils ist, außer Kontrolle geraten.

Bei Frau Felber sind die Ursachen für ihren Zusammenbruch die körperliche Schwächung durch die Alkoholexzesse und die Kränkung dadurch, dass sie vermeintlich beruflich nicht mehr so erfolgreich ist wie früher, obwohl diese Annahme in keiner Weise der Realität entspricht, sondern nur Ausdruck ihres labilen Selbstwertgefühls ist. Doch auch dies ist eine der Folgen ihres massiven Alkoholkonsums. So wird das »Medikament« Alkohol, mit dem Frau Felber ihr inneres Gleichgewicht aufrechtzuerhalten versucht, zu einer Substanz, mit der sie sich massiv schädigt und gefährdet, wie dies häufig bei Menschen der Fall ist, die Alkoholprobleme haben.

Was sind nun die Merkmale, die uns erlauben, von Frau Felber als einem Menschen mit einer Borderlinestörung zu sprechen, was die meisten ihrer Bekannten und Freunde wahrscheinlich nicht vermuten würden? Bei genauerer Betrachtung der Persönlichkeit von Frau Felber erfüllt sie die meisten der im Einleitungskapitel genannten Kriterien dieser Störung.

So zeigt sie deutlich das, was in der wissenschaftlichen Literatur als *emotionale Instabilität* bezeichnet wird. Es ist das Schwanken zwischen einer forcierten Lustigkeit und Unbeschwertheit, die sich mitunter bis zur Überdrehtheit steigert, und einer großen Niedergeschlagenheit, welche die Züge einer tiefen Depression trägt. Typisch für Frau Felber ist in dieser Hinsicht, dass sie in der Lage ist, die »dunkle« Seite ihrer Persönlichkeit weitgehend zu verstecken. Wie beschrieben, haben nur sehr wenige enge Freundinnen und Freunde Kenntnis davon. Diese emotionale Instabilität äußert sich charakteristischerweise in einem Verhalten, das die Umgebung oft als launisch und sprunghaft erlebt und das vielfach Ursache für soziale Konflikte ist.

Die positive Seite dieser Sprunghaftigkeit ist, wie bei Frau Felber, die Fähigkeit, von Ideen geradezu zu sprudeln und sich schnell für etwas Neues zu begeistern. Ob dies zu beruflichen Erfolgen führt oder ein Feuerwerk von Ideen ist, die im Nichts verpuffen, hängt letztlich vom kreativen Potenzial der betreffenden Person und von ihrer Durchhaltefähigkeit ab. Denn es reicht natürlich nicht, außergewöhnliche Ideen zu haben, sondern es braucht außerdem Zielstrebigkeit und Engagement, solche Ideen auch umzusetzen. Wie das Beispiel zeigt, besitzt Frau Felber diese Fähigkeit und ist deshalb beruflich so erfolgreich. Zumindest vermag sie zielstrebig zu arbeiten, solange ihr Körper noch nicht vom exzessiven Alkoholkonsum geschwächt ist.

Ein weiteres Merkmal der Borderline-Persönlichkeitsstörung ist die *Instabilität der mitmenschlichen Beziehungen*. Im Beispiel war die Rede von den diversen »sexuellen Abenteuern«, die Frau Felber hatte, und von den beiden eher kurzen Beziehungen zu Männern, die keine wirklichen Partner für sie waren. Der wesentlich ältere homosexuelle Maler war für Frau Felber eine Vaterfigur, an die sie sich anlehnte und von deren Ruhm sie als seine Partnerin profitierte. Die Wahl eines homosexuellen Mannes ist insofern kein Zufall, als er mit seiner sexuellen Orientierung keine »Gefahr« für sie darstellte. Er begehrte sie nicht sexuell als Frau, und sie musste sich dementsprechend nicht auf eine ganzheitliche Beziehung zu ihm einlassen.

Auch wenn die Beziehung zu dem wesentlich jüngeren Musikstudenten eine Beziehung war, in der Sexualität gelebt wurde – die beiden sprachen ja sogar von einer »amour fou« –, war auch diese letztlich keine partnerschaftliche Beziehung, da sie eine erhebliche Asymmetrie aufwies. Dies resultiert nicht nur aus der großen Altersdifferenz, sondern auch aus der Tatsache, dass Frau Felber die in jeder Hinsicht (an Lebenserfahrung, Ansehen und in finanzieller Hinsicht) Überlegene war und ihren höheren sozialen Status dem Freund gegenüber auch voll ausspielte. Insofern ist es nicht verwunderlich, dass sie nach einiger Zeit die Beziehung zu ihm mit dem lapidaren Argument abbrach, sie sei seiner »überdrüssig«.

In den Beziehungen von Frau Felber zeigt sich deutlich das bei Menschen mit einer Borderlinestörung immer wieder anzutreffende Verhalten: Ihre Beziehungen bleiben vielfach flüchtig und unverbindlich und brechen, selbst wenn sie einige Zeit mit großer emotionaler Intensität geführt werden (siehe die Beschreibung der Beziehung als »amour fou«), schon bald wieder ab. Vielfach dienen die Partner lediglich der Befriedigung persönlicher Wünsche: der ältere Partner von Frau Felber etwa ihrem Wunsch, an seiner Seite ganz besondere soziale Anerkennung zu bekommen, und der jüngere Partner ihrem Bedürfnis, einen Mann zu beherrschen und ihn letztlich auch zur Stärkung ihres Selbstwertgefühls zu benutzen.

Mit dieser Dynamik hängt ein weiteres Merkmal zusammen, das charakteristisch für Menschen mit einer Borderline-Persönlichkeitsstörung ist. Es ist ihre ausgeprägte *Selbstwertstörung*. Ich habe diese Dynamik bereits in mehreren Kapiteln dieses Ratgebers beschrieben. Wie bei vielen Menschen mit Borderline verbirgt sich hinter der selbstsicheren, sozial kommunikativen und scheinbar völlig souveränen Fassade, die Frau Felber im Allgemeinen an den Tag legt, eine höchst selbstunsichere, verletzbare und ängstliche Persönlichkeit.

Oft wird die Selbstsicherheit, die solche Menschen zur Schau stellen, von Außenstehenden als Arroganz empfunden. Insbesondere Äußerungen wie die von Frau Felber, die sehr entwertend von ihren Kolleginnen als »mittelmäßigen Pfuschern« spricht, lassen den Eindruck entstehen, sie sei eine von sich selbst sehr überzeugte Person. Arrogant erscheint auch, dass Frau Felber beim Gespräch mit ihrer Freundin erwähnt, sie habe es nicht nötig, sich nach den Wünschen ihrer Kunden zu richten. Auf den Punkt bringt es schließlich die Kollegin, die von Frau Felber auf unlautere Art bei der Ausschreibung eines Projekts ausgebootet wurde, wenn sie sagt, Frau Felber interessiere sich nur für eine einzige Person, nämlich für *sich selbst*.

Wie erwähnt, weisen alle diese Äußerungen und Verhaltensweisen nicht auf eine selbstsichere Persönlichkeit hin, sondern sind (Über-)Kompensationen eines zutiefst verunsicherten, an sich selbst zweifelnden Menschen, der permanent unter dem Eindruck steht, den Anforderungen nicht zu genügen und nicht geliebt zu werden. Aus dieser Überzeugung resultiert ein geradezu verzweifeltes Streben nach beruflichem Erfolg und sozialer Anerkennung. Sich selbst immer wieder in den Mittelpunkt zu stellen und sich unter allen Umständen als die Schönste, Interessanteste und Erfolgreichste zu präsentieren, sind Versuche, andere und vor allem sich selbst davon zu überzeugen, liebenswert zu sein und akzeptiert zu werden.

Vor diesem Hintergrund sind auch die Beziehungen von Frau Felber zu dem wesentlich älteren homosexuellen Maler und zu dem jungen Pianisten zu verstehen. Im Grunde ging es ihr nie um diese Menschen selbst, sondern sie waren ihr lediglich »Mittel zum Zweck«. Diese Formulierung könnte bei Ihnen als Leserin oder Leser den Eindruck eines moralisierenden Urteils über einen Menschen mit einer Borderlinestörung wie Frau Felber erwecken. Es ist indes kein bösartiges, rücksichtsloses Verhalten, auch wenn es oft so wirkt, sondern es ist der verzweifelte Versuch – in diesem Fall über die Beziehung zu einer anderen Person –, die Aufmerksamkeit und Anerkennung der Umgebung zu gewinnen. Mit dem bekannten Maler in der Öffentlichkeit aufzutreten und einen wesentlich jüngeren Geliebten zu haben, um den viele andere Frauen sie beneideten, gab Frau Felber das Gefühl, »jemand Besonderes« zu sein. Sie versuchte, durch diese Beziehungen und ihre diversen Affären ihr brüchiges Selbstwertgefühl zu stärken und sich selbst zu suggerieren, sie sei eine begehrte Frau, die jeden Mann, ob jung, ob alt, »um den Finger wickeln« könne.

Eine solche Strategie zur Rettung des eigenen Selbstwertgefühls mag im Moment zwar erfolgreich sein. Auf die Dauer hin erweist sie sich aber als unzureichend. Menschen wie Frau Felber führen im Grunde einen dauernden Kampf gegen die entwertenden Stimmen im eigenen Innern, und es gelingt ihnen letztlich nicht, sich von ihren Selbstzweifeln zu befreien. Kein äußerer Erfolg, keine bedingungslose, akzeptierende Zuwendung durch einen anderen Menschen vermögen Menschen mit einer Borderlinestörung wie Frau Felber letztlich davon zu überzeugen, dass sie liebenswert sind und von ihrer Umgebung akzeptiert werden. Aus diesem Grund sind sie in ihrem Streben nach Erfolg und Anerkennung wie ein Fass ohne Boden.

Aus dieser Dynamik resultieren das »Unter-Strom-Stehen« und die Getriebenheit, die ich als charakteristische Merkmale von Frau Felber geschildert habe. Ein Mensch wie sie kann nicht verweilen, denn dann wird er plötzlich mit all seinen Selbstzweifeln und seinem inneren Elend konfrontiert. Als Hilfsmittel, mit solchen Situationen fertig zu werden, hat Frau Felber den Alkohol gewählt. Dies ist eine besonders gefährliche Strategie, da Alkohol so schnell wirkt und tatsächlich zunächst Entspannung und Distanz zu den düsteren Gedanken und den bedrückenden Gefühlen bringt. Durch die Vergiftung des Körpers mit Alkohol und anderen Suchtmitteln entstehen aber neue Probleme, wie sie sich bei Frau Felber in Gestalt der Leberschädigung sowie der körperlichen und psychischen Beeinträchtigungen zeigen.

Dabei wirken sich die Scham- und Schuldgefühle wegen des exzessiven Alkoholkonsums und der damit einhergehenden Versuche, den Konsum vor anderen zu verheimlichen, nochmals negativ auf das Selbstwertgefühl eines solchen Menschen aus. Die Folge kann der Verlust aller Selbstachtung und ein totaler sozialer Rückzug sein. Mit der sozialen Isolation fallen dann aber auch die Möglichkeiten weg, durch soziale Kontakte und durch Erfolgserlebnisse in der Öffentlichkeit wenigstens noch etwas von einem positiven Selbstwertgefühl zu retten. Auf diese Weise entsteht, wie bei Frau Felber, ein Teufelskreis, der einen solchen Menschen in immer tiefere Selbstwertkrisen stürzt und eine immer größer werdende Alkoholabhängigkeit entstehen lässt.

Dass selbst der Alkohol einem Menschen wie Frau Felber letztlich keinen wirksamen Schutz vor den düsteren Gedanken und vor der Konfrontation mit Selbstwertzweifeln und dem inneren Elend bietet, zeigt sich bei ihr deutlich an den Zusammenbrüchen, bei denen sie, wie sie selbst es beschreibt, den Eindruck hat, »ins Nichts zu stürzen«. Unverhofft sieht sich ein Mensch mit einer Borderlinestörung mit all dem konfrontiert, was er im Alltag durch seine extreme Aktivität, durch sein enormes Engagement im Beruf und dadurch, dass er sich in immer wieder neue Beziehungen stürzt, von sich fernzuhalten versucht hat. In Zeiten des Alleinseins und der Ruhe bricht dann all dieses Elend wie eine Welle über ihm zusammen und erschüttert ihn in der Tiefe seiner Persönlichkeit. Dies sind im Leben von Frau Felber die Momente, in denen sie verzweifelt zusammenbricht und nichts mehr übrigbleibt von der selbstsicheren, strahlenden Persönlichkeit, die sie sonst nach außen präsentiert. Es sind auch die Zeiten, in denen sie am Sinn ihres Lebens zweifelt und daran denkt, sich das Leben zu nehmen.

Sie werden sich als Leserin oder Leser fragen, warum Frau Felber diesen Entschluss nicht in die Tat umsetzt. Diese Frage kann auch für Sie als Angehörige oder Freunde eines Menschen mit einer Borderlinestörung wichtig sein, wenn Sie die Gefahr eines Suizids richtig einschätzen wollen. Ob sich ein Mensch wie Frau Felber in solchen Krisen das Leben nimmt oder nicht, hängt von verschiedenen Faktoren ab.

Einmal geht es darum, *wie stark der Wunsch zu sterben ist.* Überwiegen im Innern einer solchen Person die Kräfte, trotz aller Probleme doch weiterleben zu wollen, so wird sie sich nichts antun. Ist das Leiden an dem Elend, das in derartigen Krisen aufbricht, hingegen überstark, so werden die Suizidimpulse die Oberhand gewinnen, und die betreffende Person wird sich das Leben nehmen. Wir kennen solche Suizide von etlichen Menschen, die eine besondere Position in der Öffentlichkeit innegehabt haben (im Show-Business, aber auch im Bankgeschäft, in der Politik und in multinationalen Konzernen) und sich in dem Moment, als sie Misserfolge erleben mussten und die soziale Anerkennung aus irgendwelchen Gründen ins Wanken geriet, ihrem Leben ein Ende setzten.

Ein zweiter Faktor, der von großer Bedeutung ist, wenn es um die Gefahr eines Suizids geht, betrifft die *sozialen Beziehungen.* Besteht ein Netz verlässlicher emotionaler Beziehungen, so ist die Gefahr eines Suizids wesentlich geringer, als wenn ein Mensch sozial isoliert lebt. Ich habe im Beispiel geschildert, dass Frau Felber in dieser Hinsicht in einer vergleichsweise günstigen Position war. Sie hatte eine gute Freundin und einen guten Freund, die ihr gefühlsmäßig nahestanden und sich nicht durch ihre strahlende Fassade blenden ließen. Sie sahen dahinter die selbstunsichere, verletzbare Frau und nahmen sich ihrer an, wenn sie in Not war. So hat sich Frau Felber ja auch hilfesuchend an diese Freundin gewendet, als sie eine Überdosis an Schlafmitteln genommen hatte. Und diese Freundin war es dann ja auch, die den Notarzt gerufen hatte und sofort zu Frau Felber gefahren war.

Menschen mit einer Borderlinestörung, die ein solches sie auch in Krisen tragendes soziales Netz nicht haben, sind in wesentlich stärkerem Maße gefährdet, Suizid zu begehen. Wir finden diese Situation immer wieder bei Menschen, die zwar im Blickpunkt der Öffentlichkeit stehen und viele Kontakte pflegen. Bei einer genaueren Untersuchung zeigt sich jedoch, dass dies zumeist oberflächliche Kontakte sind, ohne emotionales Engagement und ohne Verbindlichkeit. Letztlich sind die betreffenden Menschen allein, und es ist niemand da, der ihnen in Krisenzeiten beisteht. Sie sind für die Öffentlichkeit nur so lange interessant, wie sie sich als strahlend, erfolgreich und selbstsicher präsentieren. Ein depressiver Popstar oder eine depressive Hochleistungssportlerin, ein verzweifelter Banker oder ein von Selbstzweifeln erschütterter Politiker finden keine Aufmerksamkeit mehr und werden gar noch zum Spott ihrer Umgebung.

In einer solchen Situation ist es nicht verwunderlich, dass gerade Menschen wie Frau Felber, die in extremem Maße auf die Anerkennung von außen angewiesen sind, sich das Leben nehmen. Sie sind mit düsteren inneren Bildern, mit Angst und Verzweiflung erfüllt, und es ist niemand da, der ihnen jetzt beisteht. Charakteristischerweise heißt es in Berichten über den Tod eines solchen Menschen in Radio und Fernsehen dann oft, der Suizid sei »aus heiterem Himmel« erfolgt. Niemand, nicht einmal die nächsten Angehörigen, hätten irgendwelche Warnsignale wahrgenommen. In diesem Fall hat der betreffende Mensch seine glamouröse soziale Rolle dermaßen perfekt »gespielt« und die Umgebung hat sich durch die strahlende Fassade in einem solchen Ausmaß täuschen lassen, dass niemand das innere Elend wahrgenommen hat, was selbstverständlich die Einsamkeit eines solchen Menschen nochmals vergrößert hat.

Ein dritter für die Einschätzung der Suizidgefahr wichtiger Faktor ist die *Gesamtpersönlichkeit* des betreffenden Menschen. Ich habe am Beginn dieses Kapitels darauf hingewiesen, dass die Kreativität eine Kraft ist, die mitunter über Krisensituationen hinwegzuhelfen vermag. Menschen erbringen nicht kreative Leistungen, *weil* sie seelische oder soziale Probleme haben, sondern es gelingt ihnen *trotz* solcher Belastungen, ihr kreatives Potenzial erfolgreich einzusetzen. Dies ist indes nur möglich, wenn sie in ihrer Persönlichkeit über eine gewisse Stärke verfügen, die dazu führt, dass sie selbst in massiven Krisen, wie Frau Felber sie erlebt, nicht total zusammenbrechen.

Menschen mit einer Borderlinestörung, die nicht über eine solche Ich-Stärke verfügen und kein kreatives Potenzial besitzen, mit dem sie wenigstens ein Stück ihres Selbstwertgefühls retten können, sind in höherem Maße suizidgefährdet. Auch wenn Frau Felber durch den massiven Alkoholkonsum körperlich und psychisch beeinträchtigt war, hat sie es doch immer wieder geschafft, ihre kreative Tätigkeit auszuüben. Es ist das, was eine ihrer Freundinnen mit dem Begriff des »Stehaufmännchens« bezeichnet hat.

Wie das Beispiel von Frau Felber zeigt, können Menschen mit einer Borderlinestörung sehr erfolgreich sein und wichtige Positionen in der Öffentlichkeit innehaben. Oft bemerken nicht einmal die nächsten Angehörigen, in welcher inneren Not sich diese Menschen befinden. Sie haben sich im Verlauf ihres Lebens eine Fassade angeeignet, hinter der sie ihr wahres Wesen perfekt verstecken. Dies kann so weit gehen, dass sie mitunter selbst nicht mehr wissen und spüren, wer sie wirklich sind. Die Fassade kann dermaßen dominieren, dass die Person schließlich selbst glaubt, mit dieser Fassade identisch zu sein (siehe auch das Kapitel »Er bleibt mir einfach ein Rätsel«). Damit verliert ein solcher Mensch völlig den Bezug zum Kern seiner Persönlichkeit.

Wie zu Beginn dieses Kapitels erwähnt, möchte ich am Beispiel von Frau Felber aber auch zeigen, dass sich Menschen mit einer Borderline-Persönlichkeitsstörung nicht allein durch ihre Symptome, und seien sie noch so störend, definieren lassen. Sie können, gerade wenn sie über ein kreatives Potenzial verfügen, faszinierende Persönlichkeiten sein und ihre Umgebung durch ihre Vielseitigkeit, ihre Originalität und ihr schillerndes Wesen beeindrucken.

Im Grunde liegt aber gerade darin auch die Tragik von Menschen mit einer Borderlinestörung und kreativen Fähigkeiten, die sie in der Unterhaltungsbranche, in Kunst, Wirtschaft und Politik einsetzen. Die außergewöhnlichen Leistungen, zu denen sie trotz ihrer Persönlichkeitsstörung fähig sind, verdecken oft ihr Leiden und machen sie in einem Maße einsam, wie es nur wenige andere Menschen erleben. Dadurch erhält das kreative Potenzial ein doppeltes Gesicht: Einerseits hilft es, Krisen zu meistern, indem es zu Leistungen befähigt, die Anerkennung und soziale Kontakte mit sich bringen. Andererseits macht es den betreffenden Menschen, der gerade auf die Wertschätzung durch andere so angewiesen ist, aber auch in einem erheblichen Maße einsam.

Mitunter erwachsen aber gerade aus diesem Leiden auch außergewöhnliche Leistungen. Mit dem Psychotherapeuten Benedetti müssen wir in einem solchen Fall feststellen, dass das, was schöpferisch wirkt, nicht die Krankheit an sich ist, sondern das Leiden, das sich aus dem Erleben der Krankheit ergibt.[6] Im einen Fall rührt das Leiden, wie bei Frau Felber, aus einer psychischen Erkrankung, im anderen Fall aus körperlichen Beeinträchtigungen, z. B. aus der Auseinandersetzung mit dem eigenen Sterben.[7] Es ist vielleicht in einer belastenden äußeren Lebenssituation begründet, oder es ist ein Leiden an den sozialen und politischen Bedingungen, unter denen die betreffende kreative Person lebt. Was den schöpferischen Menschen vom Nichtkreativen unterscheidet, sind nicht spezifische Konflikte, sondern seine außergewöhnliche Sensibilität und seine Fähigkeit, die sowohl ihn selbst als auch seine Zeitgenossen bewegenden Probleme wahrzunehmen und in allgemeingültiger Form auszudrücken. Dazu sind kreative Menschen mit einer Borderlinestörung oft in besonderer Weise fähig.

Auf den Punkt gebracht

- Menschen mit einer Borderlinestörung dürfen nicht im Sinne der diagnostischen Klassifikationssysteme ICD und DSM allein durch ihre Psychopathologie definiert werden. Um ein ganzheitliches, realistisches Bild von ihnen zu gewinnen, müssen auch ihre besonderen Fähigkeiten und ihre sozialen Kompetenzen berücksichtigt werden.
- Oft faszinieren Menschen mit einer Borderlinestörung ihre Umgebung gerade durch die sie umgebende Atmosphäre des Schillernden und Rätselhaften.
- Trotz ausgeprägter Symptome der Borderline-Persönlichkeitsstörung können es sehr kreative Menschen sein, wobei ihre Kreativität für sie oft eine wichtige Ressource darstellt.
- Erst wenn psychische und körperliche Erkrankungen die Persönlichkeit in ihren Grundfesten erschüttern, bricht auch ihre Kreativität zusammen.

- Oft sind gerade die Kreativen unter den Menschen mit einer Borderlinestörung besonders einsam, da es ihnen durch ihr »strahlendes« Auftreten und ihre Begabungen gelingt, ihr tiefes Leiden vor der Umgebung zu verheimlichen.

Schluss: Das Wichtigste auf einen Blick

- Die Borderline-Persönlichkeitsstörung gehört zur Gruppe der Persönlichkeitsstörungen. Es sind länger anhaltende Zustände und Verhaltensweisen, die sich in den verschiedenen Lebens- und Erlebensbereichen der betreffenden Menschen manifestieren. Sie beginnen zumeist in Kindheit und Jugend und führen zu spezifischen, oft sehr starren Reaktionsmustern, welche die betreffenden Menschen unflexibel machen und zu einem sozial unangepassten Verhalten führen.
- Die Borderlinestörung ist die bekannteste und am häufigsten vorkommende Persönlichkeitsstörung. Nach Schätzungen findet sie sich bei 1–2 % der Gesamtbevölkerung. Unter den Menschen, die sich in (stationärer oder ambulanter) psychotherapeutischer bzw. psychiatrischer Behandlung befinden, ist der Anteil von Personen mit einer Borderlinestörung relativ hoch (14–20 %).
- Die Hauptsymptome der Borderline-Persönlichkeitsstörung sind:
  - stark wechselnde Stimmungen,
  - impulsives Verhalten,
  - Neigung zu emotionalen Ausbrüchen und Unfähigkeit, impulsives Verhalten zu kontrollieren,
  - Instabilität des Selbstbildes und der Selbstwahrnehmung, Identitätsunsicherheit,
  - chronische Gefühle der Leere,
  - intensive, aber unbeständige Beziehungen,
  - Neigung zu selbstschädigendem Verhalten mit Selbstverletzungen und Suizidalität.
- Auch wenn Ihnen die Diagnostik, wie sie von Fachleuten betrieben wird, als ein wissenschaftlich abgesichertes Vorgehen erscheinen mag, seien Sie sich darüber klar, dass allen Diagnosen eine gewisse Unschärfe anhaftet und Psychiaterinnen und Psychiater über einen mehr oder weniger großen Ermessensspielraum verfügen. Seien Sie deshalb nicht zu diagnose»gläubig«, und bewahren Sie sich Ihren gesunden Menschenverstand, wenn die Diagnose Borderline-Persönlichkeitsstörung bei Ihnen selbst oder einer Ihnen nahestehenden Person gestellt wird.

- Als Ursachen von Borderline kommen biologische Determinanten (eine gewisse Instabilität und erhöhte Verletzbarkeit) und psychosoziale Stressoren (meist in der Kindheit erlittene Traumatisierungen, emotionale Vernachlässigung und instabile Beziehungserfahrungen) in Frage.
- Beim Zusammentreffen mit Menschen mit einer Borderlinestörung im beruflichen wie im privaten Bereich ist stets im Auge zu behalten, dass Menschen nie allein durch ihre Defizite und Probleme definiert werden können. Zu einer ganzheitlichen Sicht gehört es, auch ihre kompensatorischen Kräfte, ihre besonderen Begabungen, ihr (sie unterstützendes oder destabilisierendes) soziales Netz und andere wichtige Aspekte in ihrem Leben zu berücksichtigen.
- Ziel dieses Ratgebers ist es, Sie als Angehörigen, Freundin, Mitarbeiter oder Vorgesetzte von Menschen mit einer Borderlinestörung für die Probleme dieser Personen zu sensibilisieren, damit Sie mit der oft schwierigen Situation, in der Sie sich mit ihnen befinden, besser umgehen können. Insbesondere gilt es für Sie, rechtzeitig zu erkennen, wann Sie selbst in der Beziehung zu einem Menschen mit Borderline Schaden zu nehmen beginnen.
- Menschen mit einer Borderlinestörung neigen dazu, ihre Welt in »Schwarz« und »Weiß« aufzuteilen. Dadurch versuchen sie, eine für sie überschaubare Ordnung herbeizuführen. Es gibt für sie vielfach in ihren Beziehungen nur »Freund« oder »Feind«.
- In Beziehungen, die Sie zu Menschen mit einer Borderlinestörung unterhalten, können Sie unversehens in die Rolle des »Feindes« geraten, der an allem »schuld« ist.
- Der Umgang mit einem Menschen mit Borderline kann für Sie sehr schwierig werden, wenn er alles »Böse« nach draußen projiziert, selbst keinerlei Verantwortung übernimmt und die Rollen verkehrt, indem er Sie plötzlich zum Aggressor und sich selbst zum Opfer macht.
- Ihre Reaktion auf eine solche Situation können Gefühle von Ärger und Wut, aber auch von Hilflosigkeit und Angst sein.
- Es ist höchst irritierend für das soziale Umfeld, dass bei einem Menschen mit einer Borderlinestörung extreme Minderwertig-

keitsgefühle einerseits und arrogantes Verhalten andererseits nebeneinander bestehen.

- Diesen eigentlich unvereinbar erscheinenden Persönlichkeitszügen liegen tiefgreifende Selbstwertprobleme zugrunde. Menschen mit einer Borderlinestörung fühlen sich im tiefsten Innern hilflos, insuffizient und ohnmächtig und kompensieren dies durch Arroganz und Manipulation anderer Menschen, wodurch sie sich in eine Machtposition zu bringen versuchen.
- Für Sie als Angehörigen, Freundin oder Mitarbeiter kann es in Anbetracht der permanenten Gefahr eines Stimmungsumschwungs Ihres Gegenübers zum Eindruck eines »Tanzes auf einem Vulkan« kommen, da Sie nie sicher sein können, wie der Mensch mit Borderline sich in einer bestimmten Situation verhalten wird.
- Viele Probleme ergeben sich für das Leben und die sozialen Beziehungen von Menschen mit einer Borderlinestörung dadurch, dass sie Mühe haben, ihre – häufig tatsächlich desolate – Realität anzuerkennen. In ihren Darstellungen verändern sie die Realität oft bis hin zur Verbreitung von »Lügengeschichten«, die nichts mit der tatsächlichen Situation zu tun haben.
- Diese Realitätsverfälschungen stoßen bei Ihnen unter Umständen auf heftige Ablehnung, da Sie sich belogen und betrogen vorkommen.
- Sie werden hingegen eine etwas gelassenere Haltung einnehmen können, wenn Sie sich der Tatsache bewusst werden, dass solche Realitätsverfälschungen eine Methode Ihres Gegenübers sind, sich vor der Wahrnehmung der ihm unerträglichen Realität zu schützen.
- Oft stellen solche »Lügen«geschichten nicht die äußere Realität dar, sondern sind symbolischer Ausdruck der inneren Welt des Menschen mit einer Borderlinestörung.
- Aufgrund der geringen Frustrationstoleranz von Menschen mit Borderline kann es bei ihnen schon bei geringfügigen Anlässen zu Ausbrüchen massiver Wut kommen. Diesem Verhalten liegt eine ausgeprägte Selbstwertstörung zugrunde.
- In solchen Situationen ist es eine Gratwanderung für Sie zwischen Nachgeben und klarer Grenzsetzung.

- Angst ist eines der Hauptsymptome der Borderline-Persönlichkeitsstörung, wobei die Angst hier die spezielle Qualität einer Vernichtungsangst besitzt.
- Diese geradezu als existenzielle Bedrohung erlebte Angst wirkt sich hemmend auf die Person selbst, aber auch auf Sie als Bezugsperson und auf das die Person umgebende Familiensystem oder berufliche Umfeld aus.
- Zur Dämpfung der unerträglichen Angst greifen Menschen mit einer Borderlinestörung nicht selten zu Medikamenten und verschiedenen Suchtmitteln, die sie exzessiv konsumieren. Daraus resultieren neue Probleme in Gestalt von Abhängigkeitserkrankungen mit psychischen und körperlichen Folgen.
- Es ist für Menschen mit Borderline charakteristisch, dass sie die ihnen Nahestehenden oft in eine symbiotische Beziehung verstricken, in der die Partnerinnen und Partner alle Eigenständigkeit aufgeben und sich ihnen total unterwerfen sollen.
- Diesem Beziehungsverhalten liegen ein fragiles, geringes Selbstwertgefühl und eine immense Angst, allein gelassen zu werden, zugrunde. Durch die Machtdemonstrationen gegenüber der Partnerin oder dem Partner sollen diese Gefühle der Angst und Hilflosigkeit kompensiert werden.
- Es kann für Sie als Angehörigen oder Freundin sehr schwierig werden, sich aus einem solchen destruktiven Beziehungsmuster zu befreien. Je früher Sie es wahrnehmen, desto leichter werden Sie die Ihnen nötige Distanz aufbauen können.
- Selbstverletzungen bis hin zur Suizidalität sind weitere Hauptsymptome der Borderlinestörung. Diesem Verhalten liegen unterschiedliche Motive zugrunde, z. B. Spannungsabfuhr, Sich-selbst-Spüren, aber auch Manipulation der Umgebung.
- Wenn Sie in einer engeren Beziehung zu der betreffenden Person stehen, können Sie, vor allem wenn es um Suiziddrohungen geht, unter enormen Druck geraten. In diesem Fall sollten Sie sich unbedingt fachliche Hilfe holen.
- Das für die Borderlinestörung charakteristische Gefühl innerer Leere führt häufig dazu, dass die Menschen der Umgebung kein

klares Bild von der betreffenden Person entwickeln können. Sie bleibt ihnen ein Rätsel.

- Das Schillernde, Rätselhafte solcher Personen kann so stark sein, dass sie auch von Fachleuten nur schwer einschätzbar sind. Mitunter schlüpfen sie von einer »Rolle« in die andere und werden in verschiedenen Situationen diagnostisch völlig unterschiedlich eingeordnet.
- Nicht selten erleben Angehörige und Freunde dieses Schlüpfen in verschiedene Rollen als provokativ und reagieren darauf mit Ärger und Rückzug. Es ist indes kein »Spielen« mit verschiedenen Rollen, sondern ist Ausdruck dessen, dass Menschen mit einer Borderlinestörung oft keinen Zugang zu sich selbst haben. Sie wissen letztlich selbst nicht, wer sie sind.
- Welche Strategien können Sie für den Umgang mit schwierigen Situationen in der Beziehung zu einem Menschen mit einer Borderline-Persönlichkeitsstörung einsetzen?
  - das Gespräch mit Ihrem Angehörigen oder Freund suchen,
  - an seine Einsicht appellieren und ihn Ihrer Loyalität und Wertschätzung versichern,
  - die Empfehlung an ihn geben, fachliche Hilfe für sich zu suchen,
  - sich abgrenzen, wenn Sie spüren, dass Sie selbst Schaden zu nehmen drohen,
  - Dritte einbeziehen, die nicht so tief in die Konflikte verstrickt sind und die für Ihren Angehörigen oder Ihre Freundin eine Vertrauensperson darstellen,
  - Beratung und fachliche Hilfe für sich selbst suchen,
  - mutig, wenn nötig (zum Selbstschutz) zumindest zeitweise die Beziehung zu Ihrem Angehörigen oder Ihrer Freundin abbrechen.

Anmerkungen

1 Rauchfleisch (2019).
2 Vgl. Kernberg (1990).
3 Kernberg, Dulz und Sachsse (2001).
4 Vgl. Rauchfleisch (2011).
5 Vgl. Rauchfleisch (2004).
6 Vgl. Benedetti (1975).
7 Vgl. Rauchfleisch (1998).

Literatur

Benedetti, G. (1975): Psychiatrische Aspekte des Schöpferischen und schöpferische Aspekte der Psychiatrie. Vandenhoeck & Ruprecht, Göttingen.

Kernberg, O. F. (1990): Borderline-Störungen und pathologischer Narzißmus. Suhrkamp, Frankfurt am Main.

Kernberg, O. F. / Dulz, B. / Sachsse, U. (2001): Handbuch der Borderline-Störungen. Schattauer, Stuttgart.

Lange-Eichbaum, W. / Kurth, W. (1927): Genie, Irrsinn und Ruhm. Geniemythus und Pathographie des Genies. Reinhardt, München.

Rauchfleisch, U. (1998): Christoph Delz (1950–1993). Edition gravis, Bad Schwalbach.

Rauchfleisch, U. (2004): Robert Schumann. Leben und Werk. Vandenhoeck & Ruprecht, Göttingen.

Rauchfleisch, U. (2011): Schwule, Lesben, Bisexuelle. Lebensweisen, Vorurteile, Einsichten. 4., neu bearb. Aufl. Vandenhoeck & Ruprecht, Göttingen.

Rauchfleisch, U. (2019): Diagnose Borderline. Diagnostik und therapeutische Praxis. Kohlhammer, Stuttgart.